漢字脳活ひらめきパズルの実践で

脳の司令塔を鍛え物忘れや認知症を退けましょう

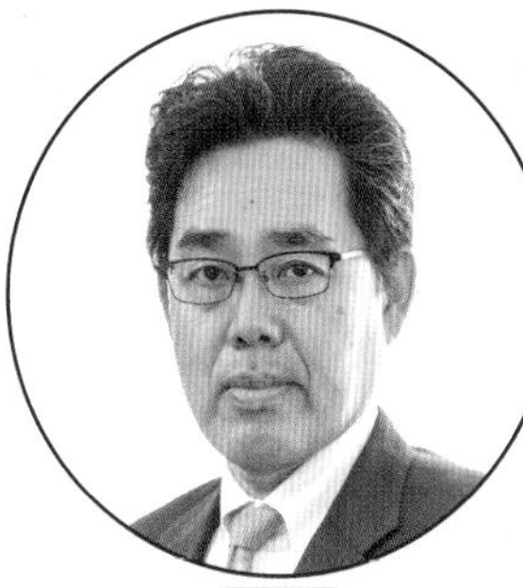

監修
東北大学教授
川島隆太（かわしまりゅうた）

50代を迎えるころから
物忘れに悩む人が多くなってきます。
年だからしかたがないとあきらめる一方で、
記憶力の低下を不安に感じる人も
少なくないでしょう。

JN103480

とはいえ、適度な運動で
体を鍛えられるように、
脳もトレーニングを行うことで
その機能が向上します。
漢字や言葉の問題や計算問題を解くことで
「脳の司令塔」である前頭前野の働きが
向上して、物忘れも減っていくのです。

本書は、試験で前頭前野の血流が増えると
確認された脳トレ問題の中から
漢字パズルを厳選して収録しました。
1ヵ月、毎日漢字パズルを実践し、
脳を積極的に使うことで脳が活性化し、
物忘れや認知症の撃退にも役立ちます。

川島隆太先生 プロフィール

1959年、千葉県生まれ。1985年、東北大学医学部卒業。同大学院医学研究科修了。医学博士。スウェーデン王国カロリンスカ研究所客員研究員、東北大学助手、同専任講師を経て、現在は東北大学教授として高次脳機能の解明研究を行う。脳のどの部分にどのような機能があるのかという「ブレイン・イメージング」研究の日本における第一人者。

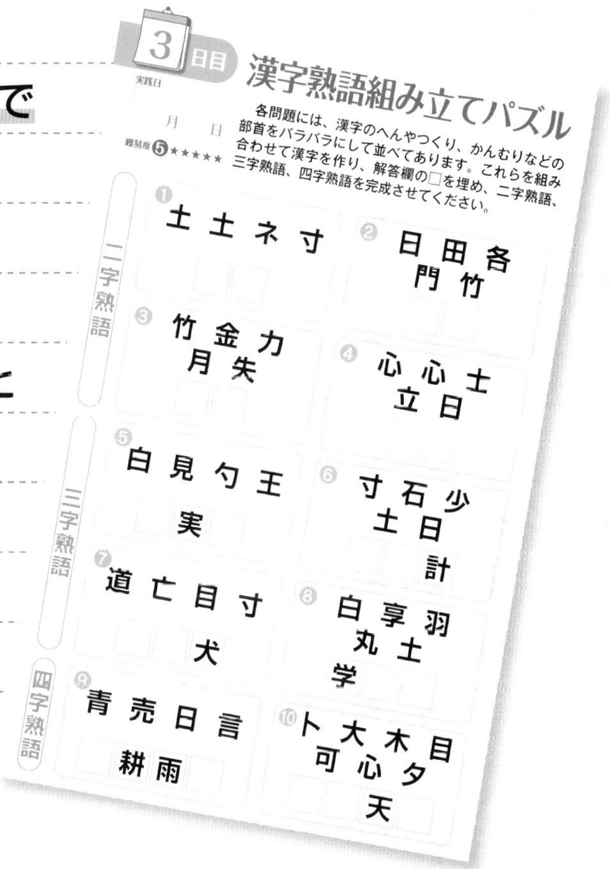
3日目
実践日 月 日
難易度5★★★★★

漢字熟語組み立てパズル

各問題には、漢字のへんやつくり、かんむりなどの部首をバラバラにして並べてあります。これらを組み合わせて漢字を作り、解答欄の□を埋め、二字熟語、三字熟語、四字熟語を完成させてください。

二字熟語
1. 土 土 ネ 寸
2. 日 田 各 門 竹
3. 竹 金 力 月 失
4. 心 心 士 立 日

三字熟語
5. 白 見 勺 王 実
6. 寸 石 少 土 日 計
7. 道 亡 目 寸 犬
8. 白 享 羽 丸 土 学

四字熟語
9. 青 売 日 言 耕 雨
10. 卜 大 木 目 可 心 タ 天

毎日脳活スペシャル
漢字脳活
ひらめきパズル④

女優
宮崎美子さん

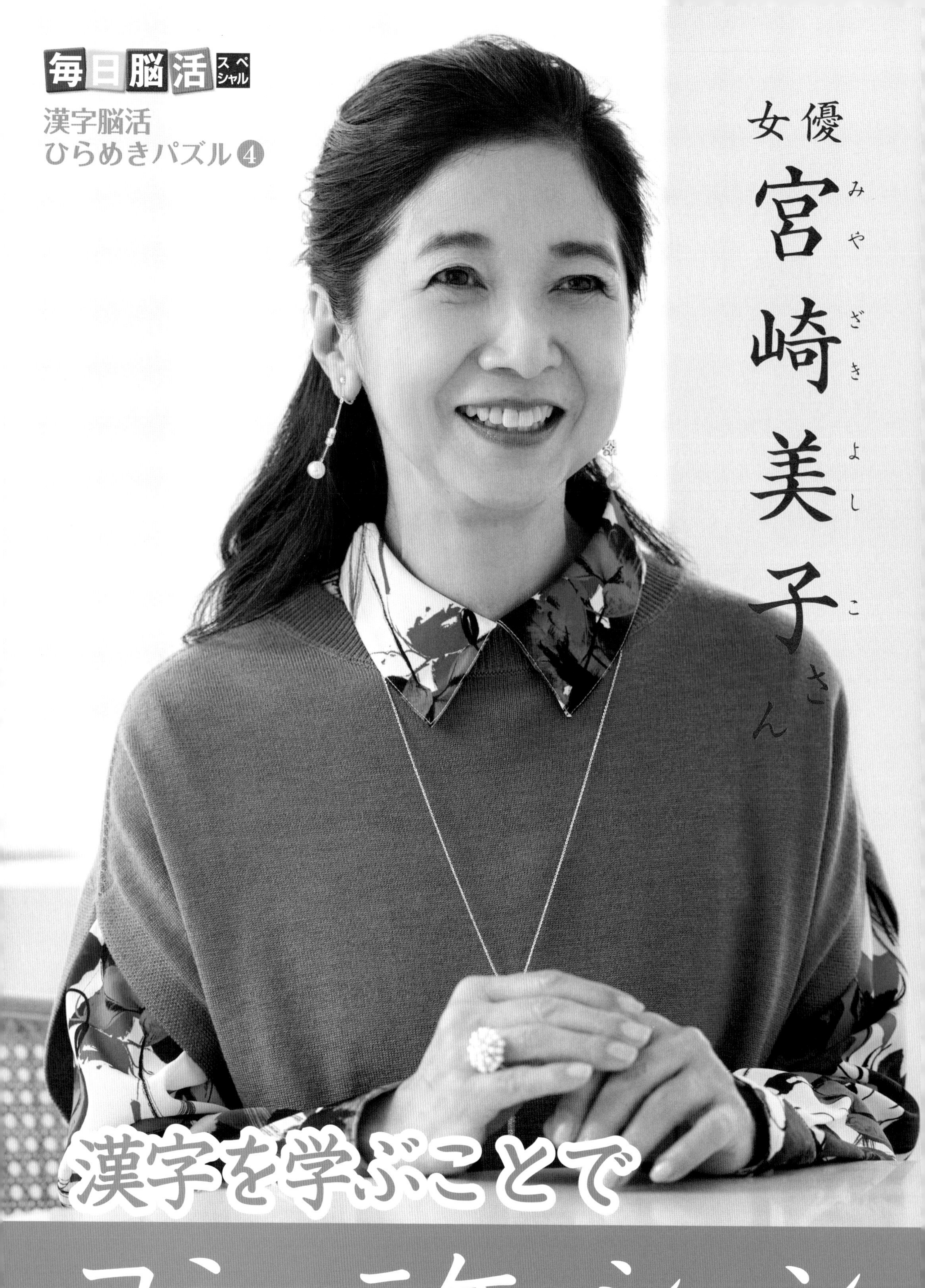

漢字を学ぶことでコミュニケーション

漢字検定の話は
意外と盛り上がります

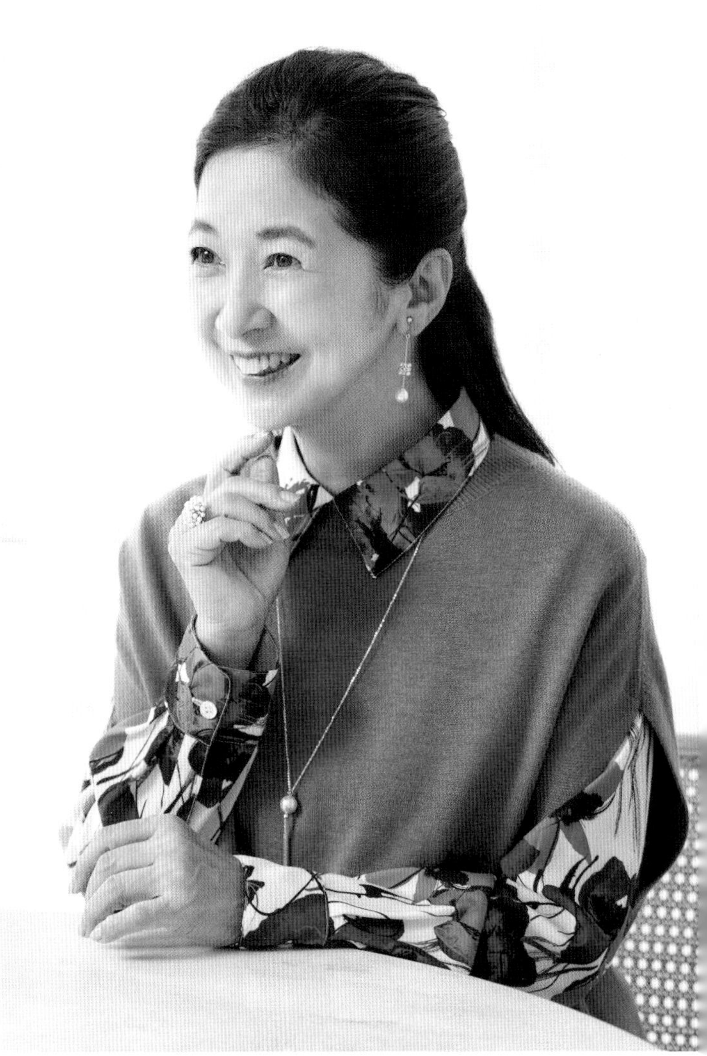

『毎日脳活スペシャル 漢字脳活ひらめきパズル』に毎号掲載されている私のインタビュー記事をお読みいただいた読者の中には、「自分も宮崎さんのように、漢字検定に挑戦してみよう」と思われる方がちらほらいらっしゃるとのこと。私の記事が新しいことにチャレンジするきっかけになったとしたら、とてもうれしいですね。

私自身、漢字検定を受検することで、さまざまな知識を得ることができ、自分の世界が広がりました。でも、漢字の勉強をするメリットって、実はそれだけじゃないんです。

私が漢字検定１級合格をめざして勉強しているとき、映画のロケで島根県に行ったことがありました。夏休みの期間に高校の校舎をお借りしての撮影です。

とはいえ、一日じゅうカメラの前で演技をしているわけではありません。自分が出るシーン以外の撮影をしているときもあります。そのため、次に自分が出るシーンの撮影が始まるまで、私たち俳優は待機時間ということになるわけです。

せっかくの待機時間をむだにしないために、漢字の単語カードでも開こうかな、と思いました。幸いにも、ここは高校の教室。空き教室も机もあるではないですか。そこで、机をお借りして堂々と問題集を広げ、漢字の勉強をさせていただきました。

そうすると、そんな私の姿を見た共演者やスタッフの方々が「がんばってね」と声をかけてくださったり、「自分の子供も漢字検定を受けている」と教えてくれたりして、漢字検定の話題に花が咲いたんです。漢字検定の話って、意外に盛り上がるんですよ。

ですから、もし漢字検定を受検しようとするなら、こっそり勉強するのではなく、知り合いやまわりの人に「漢字検定を受検するんだ！」って、自ら広めるといいかもしれません。漢字検定をきっかけにして、新しい人間関係が広がったら素敵だと思いませんか？

できれば、家族も巻き込んで、応援してもらっちゃいましょう。問題を解いてお孫さんに採点してもらえば、

「じいちゃん、ここ間違ってるよ」

「え、どこがだよ」

なんて、ほほえましいコミュニケーションが生まれるかもしれませんよ。

の輪が広がります

すきま時間を活用して楽しく続けましょう

私が漢字検定１級に合格できたあとに、よく聞かれたのは「どうやって勉強時間を作り出したのですか」ということです。

この本をお読みくださっているみなさんも、お仕事や家事など、毎日いろいろな用事があることと思います。なかなか、勉強のための時間って作るのが難しいですよね。

私の場合も、仕事で放送局やスタジオ、屋外などのロケ現場に行くことが多く、どうしても拘束時間や拘束日数が多くなってしまいます。そのため、まとまった勉強時間がとりづらいという悩みが常にありました。

そこで、私の場合は、それぞれの仕事や用事の合間に時間を見つけて、勉強をするようにしました。こうした「すきま時間」って、探すと結構見つかるものなんですよ。

もっとも、それまでもドラマや映画のセリフを覚えるために、工夫して時間のやりくりをしていました。そうして作ったすきま時間を、そのまま漢字の勉強にスライドさせたという感じです。

私、実は、決まった時間にコツコツ進めるというのが苦手なんです。ですから、こうしたすきま時間を使った勉強が、自分の性格に合っていたのでしょうね。私の場合は、「机に向かって毎日30分集中！」というよりも、何かをしながら勉強するとか、すきま時間を利用するとか、そうしたやり方のほうが楽しく続けられるように思います。やっぱり、勉強は続かないとね。

みなさんも、「机に向かって勉強」とか「毎日決まった時間に学習」など、きっちりとした勉強法にこだわらなくても、自分に合ったやり方で楽しんでいただけたらいいんじゃないかなって思います。

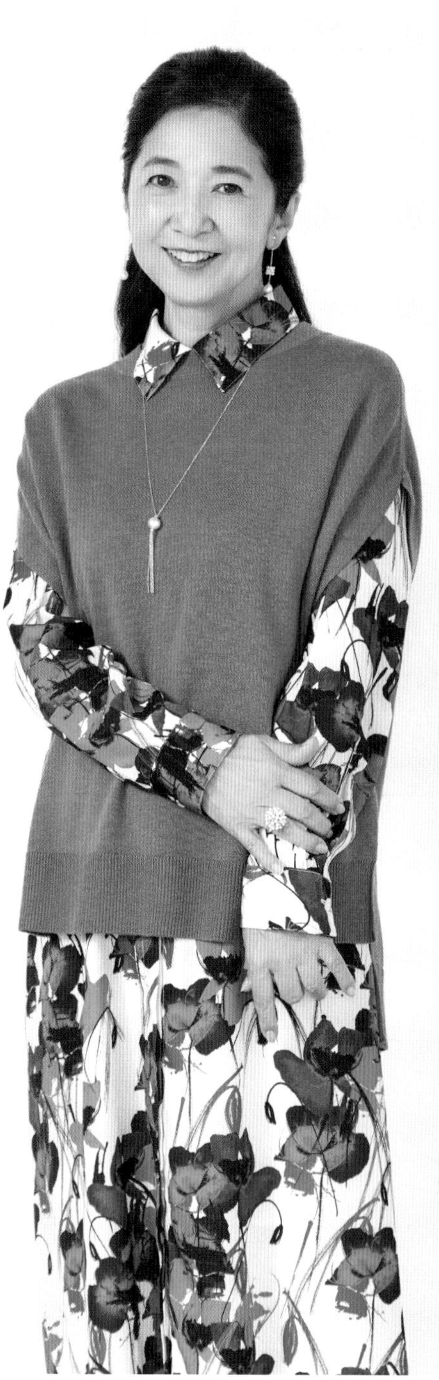

漢字検定の勉強で使ったアイテムはこれ！

漢字検定の勉強で私が使ったものは、主に「メモ帳・単語カード」「自分辞書」「問題集」の３つです。

メモ帳や単語カードは、すきま時間を使った勉強の大きな味方です。自分のペースで勉強できるのがいいですよね。

覚えたい漢字を書き込んで作るので、その作る時間も勉強になります。今はスマートフォンのアプリなどを使えばもっと手軽に勉強できるのかな。でも、私はこういう昔ながらの単語カードが好きなんです。四字熟語の

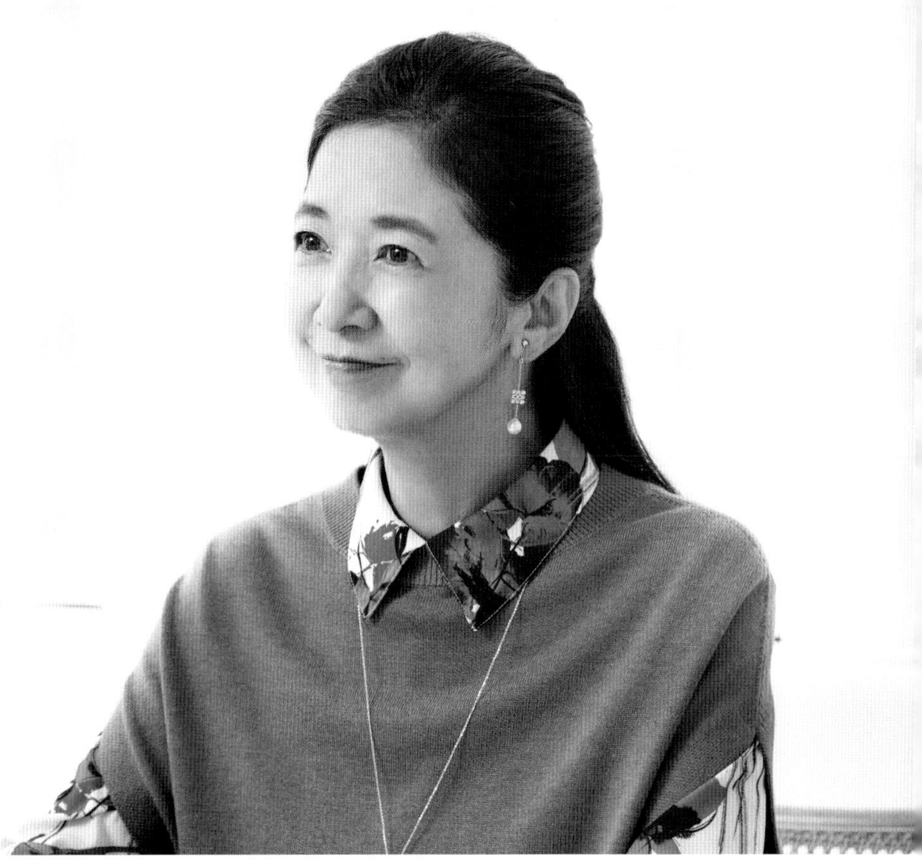

自分に合ったやり方で
漢字の勉強を楽しんでください

単語カードだけでも、10冊以上は作ったかな。

自分辞書は、以前のインタビューでも紹介しました。自分がしっかり覚えておきたい漢字を、手書きでノートに整理したもの。小さな単語カードでは、画数が多くて複雑な漢字を書いて覚えるには、どうしても限界がありました。この自分辞書を作ったことで、漢字検定１級の合格に大きく近づいたことは間違いないと思っています。

あとは問題集ですね。私も「どんな問題集を選んだらいいですか?」と聞かれることがあります。私がおすすめするのも難しいんですけど……。

基本は、日本漢字能力検定協会が発行する、最新内容の問題集を使うのがいいと思います。最新内容の問題集というのがポイントで、古い問題集だと、現在の試験では出題されないような問題が掲載されている可能性があるのです。もちろん、そうした出題範囲外の問題を解くことも漢字の勉強にはなりますが、受検勉強の効率という面から考えれば、古い問題集はさけたほうが無難ですね。

私が使った問題集は、準１級を受検したときは３冊、１級受検のときは２冊だけです。１級受検用の問題集はとても少ないのですが、まずは日本漢字能力検定協会が発行する問題集を手に取ってみるといいと思います。

髪は長〜い友達じゃなかった！

以前のインタビューでもお話ししたんですけど、年齢を重ねるほど、身についた漢字が多くなるはずです。何十年も漢字を書きつづけてきたんですものね。

でも、私もそうだったんですけど、検定の勉強という点では、それがかえって足を引っぱることもあるんです。

「髪」という漢字がありますよね。ずっと前にテレビで流れていた「抜けはじめてからわかる。髪は長〜い友達」というCMを覚えている人もいらっしゃるのではないかしら。

かくいう私もその１人で、このフレーズを口ずさみながら、

「髪は長い友達！『長』に『彡』に『友』って書けばOK ！」

って、ずっと信じていたんです。

ところが、です。

髪という漢字をよく見ると……

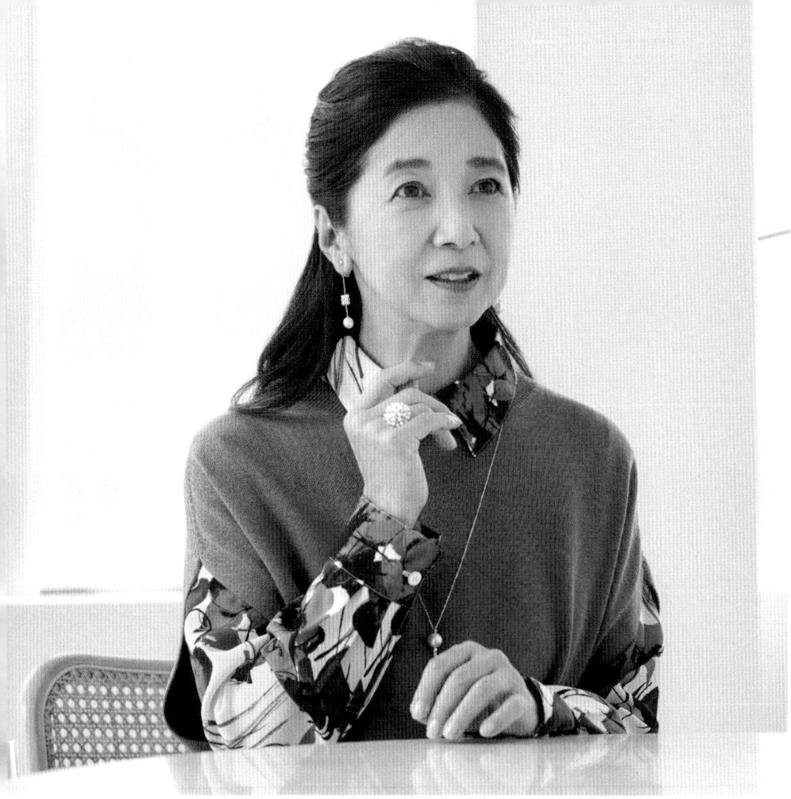

楽しみながら漢字と
お付き合いしていきたいです

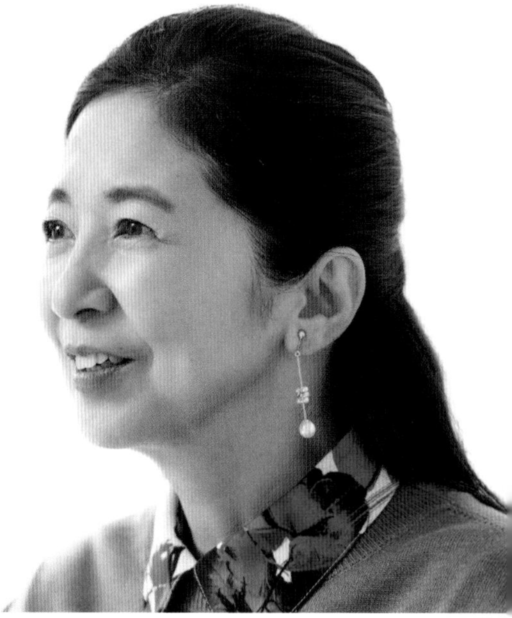

髪

なんと「長」ではなく「镸」ではないですか。この事実を知ったときは愕然（がくぜん）としてしまいました。しかも、気づいたのが漢字検定の準１級を受検したあと。つまり何十年もの間、間違って覚えていたというわけです。

日常よく書いている字でも、間違いに気づかないことってあるんですよね。だから、自分で問題集を解いて自分で採点すると、間違いに気づかないまま進んでしまうことがあるんです。私の場合がまさにそうでした。

試験結果を確認して、
「え、どうして×がついてるんだろう。なぜ点数が伸びないんだろう」

なんて不思議に思っていたら、ほんのちょっと間違って覚えていた、ということが何度かあったんです。

ふだんの生活の中では、ちょっと字が間違っていても、そのまま通用してしまうものです。「この字、間違ってますよ」なんて、誰も大人相手にそんな細かいこと指摘しませんよね。

でも、これが試験ともなれば、容赦なく×印がついてしまいます。ですから、できれば問題集を解いたら、友人や家族など、他人の目で採点してもらうといいですね。

初心に返ってもう一度 漢字の勉強をしたいと思います

先日、高知県の「牧野植物園」を再び訪れました。牧野植物園は、以前のインタビューでもお話ししましたが、漢字の勉強をしている中で、どうしても漢字で覚えた植物を確かめたくて訪ねた場所。久しぶりの訪問で、とても懐かしく感じると同時に、新たな発見もたくさんあって、最初に訪れたときのことを思い出しました。漢字ってすばらしいなー、って思ったあの日のことを。

そこで、初心に返って、もう一度漢字の勉強を始めようかな、って思ってるんです。ただ、「もう１回、１級を受検する気はあるか？」と聞かれると……うーん。検定まではどうかしら（笑）。とにかく、楽しみながら漢字とおつきあいしていきたいと思います。

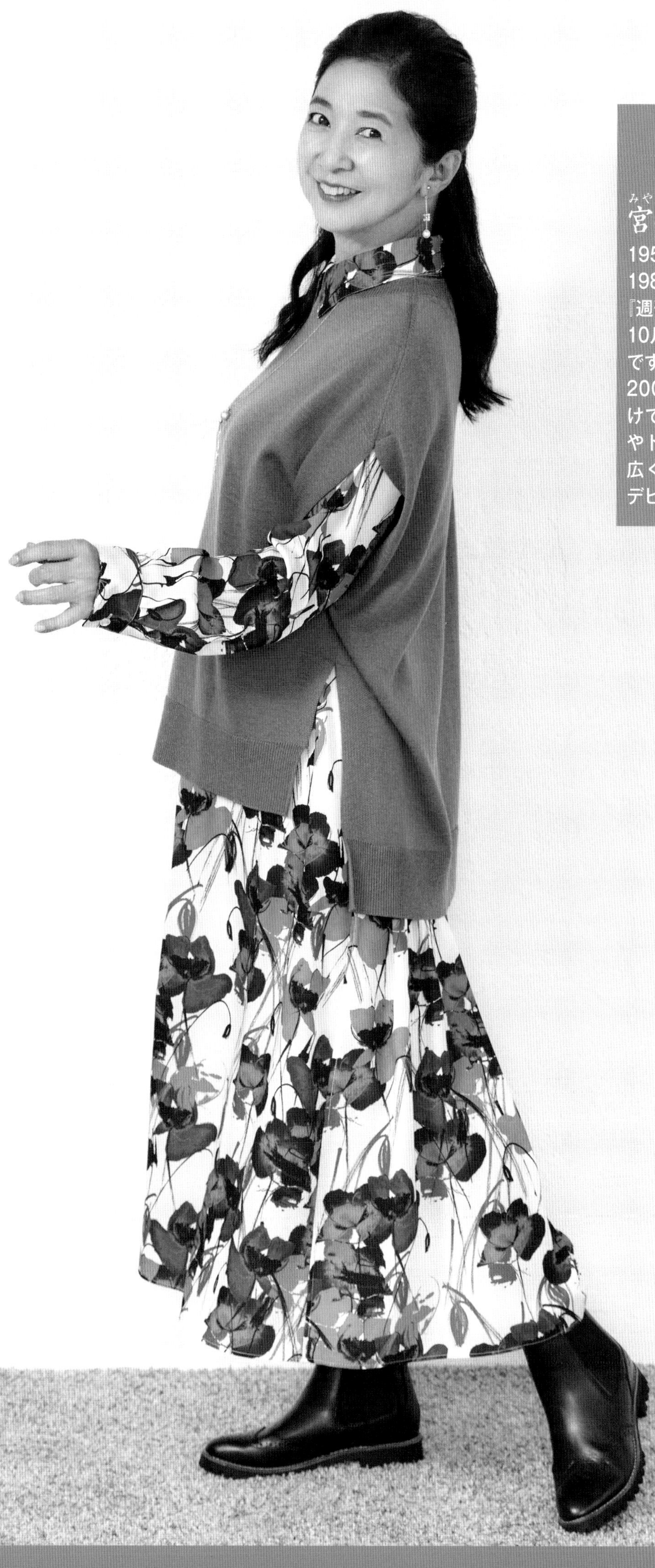

Profile

宮崎美子（みやざきよしこ）さん

1958年、熊本県生まれ。1980年に篠山紀信氏の撮影で『週刊朝日』の表紙に掲載。同年10月にはTBSテレビ小説『元気です！』主演で本格的デビュー。2009年には漢字検定１級を受けて見事に合格。現在では映画やドラマ、バラエティ番組と幅広く活躍している。2020年にデビュー40周年を迎えた。

撮影◎石原麻里絵（fort）
ヘアメイク◎岩出奈緒
スタイリスト◎坂能翠（エムドルフィン）
衣装協力◎ワンピース、ニットベスト／ともにPitchoune ☎03-6427-9306
リング、イヤリング／ともにPerlagione ☎078-291-5088
ネックレス／ Kinoshita pearl☎078-230-2870
ショートブーツ／ glitter モザイクモール港北店 ☎045-914-2201

宮崎美子さんが出題！

漢字教養トリビアクイズ④

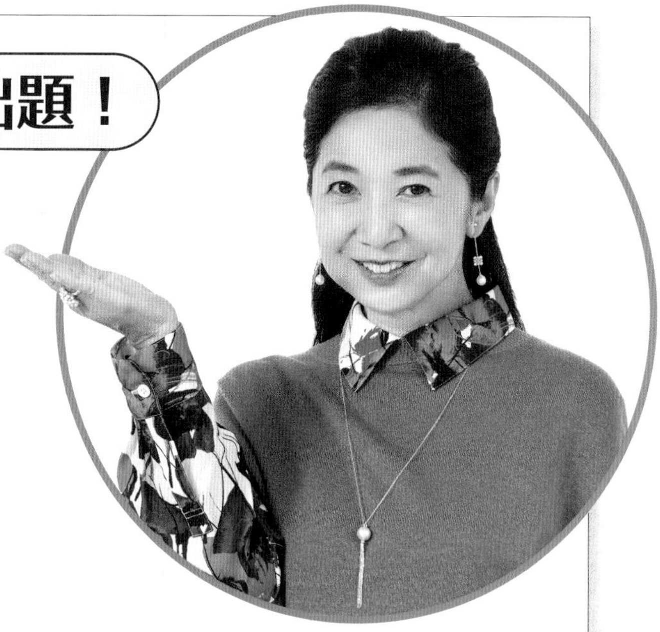

私が出題する「漢字教養トリビアクイズ」も４回めを迎えました。今回も手ごわい問題が揃いましたが、辞書やネットで調べたり、周りの人に聞いたりして答えてもOKですよ！

今では文字は「書く」時代から「（スマホやパソコンに）打つ」時代になりつつあります。でも、漢字って、書かないとどんどん忘れてしまうんですよね。このトリビアクイズに取り組んでいただくことで、そんな忘れかけた漢字を思い出すとともに、新たな知識を得ていただき、漢字の魅力を再認識していただければ、こんなにうれしいことはありません。ぜひ、トリビアクイズで悠悠閑適（ゆうゆうかんてき、と読みます。落ち着いて余裕のあるようすを示します）な時間を過ごしてください。

宮崎美子さんが出題！漢字教養トリビアクイズ④ 目次

1 スポーツの漢字クイズ

「野球」や「卓球」など、スポーツの名前には漢字表記があります。各問に書かれた漢字の言葉の読み方と、何のスポーツのことを指すのかを答えてください。

① 蹴球 読み方 [ ] スポーツ名 [ ]

② 籠球 読み方 [ ] スポーツ名 [ ]

③ 撞球 読み方 [ ] スポーツ名 [ ]

④ 塁球 読み方 [ ] スポーツ名 [ ]

⑤ 鎧球 読み方 [ ] スポーツ名 [ ]

⑥ 拳闘 読み方 [ ] スポーツ名 [ ]

⑦ 滑雪 読み方 [ ] スポーツ名 [ ]

⑧ 洋弓 読み方 [ ] スポーツ名 [ ]

⑨ 十柱戯 読み方 [ ] スポーツ名 [ ]

⑩ 棒網球 読み方 [ ] スポーツ名 [ ]

62歳でボルダリングを始めたんです。子供のころ、木登りが好きだったんですよね。無理せず続けて、もっと高い壁にもチャレンジしていけたらなーと思っています。

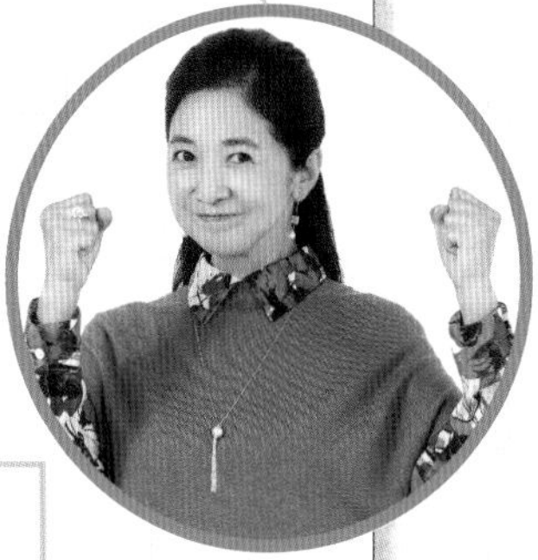

2 海外の偉人名クイズ

誰もが知っている海外の偉人たち。そんな人たちにも、実は漢字表記があるのです。各問の漢字の名前は誰のことを指すのか、ヒントの中から選んで答えてください。

① 巴哈 ⇒ [ ]

② 卓別麟 ⇒ [ ]

③ 愛迪生 ⇒ [ ]

④ 歌白尼 ⇒ [ ]

⑤ 貝多芬 ⇒ [ ]

⑥ 伊曽保 ⇒ [ ]

⑦ 成吉思汗 ⇒ [ ]

⑧ 亜理斯多列氏 ⇒ [ ]

ヒント チンギスハン　ベートーベン　コペルニクス　バッハ　アリストテレス　チャップリン　エジソン　イソップ

3 名数クイズ

名数（めいすう）とは、「日本三景」「六歌仙」など、同じ種類のものをいくつかまとめて、その数をつけていい表した呼び方のことです。各問に書かれた言葉をまとめるとどんな名数になるか、□に記入してください。

【例】勤労・納税・教育 ⇒ 国民の三大義務

①尾張家・紀伊家・水戸家 ⇒ □□□

②畝傍山（うねびやま）・天香具山（あまのかぐやま）・耳成山（みみなしやま） ⇒ □□□□

③持国天・広目天・増長天・多聞天 ⇒ □□□

④米・麦・粟（あわ）・豆・黍（きび） ⇒ □□

⑤セリ・ナズナ・ハコベ・ゴギョウ・ホトケノザ・スズナ・スズシロ ⇒ □の□□

⑥武蔵・相模・上野・下野・上総・下総・安房・常陸 ⇒ □□□

私が生まれた熊本県には、日本三大名城と呼ばれる熊本城があります。残り2つの城の名前はわかりますか？

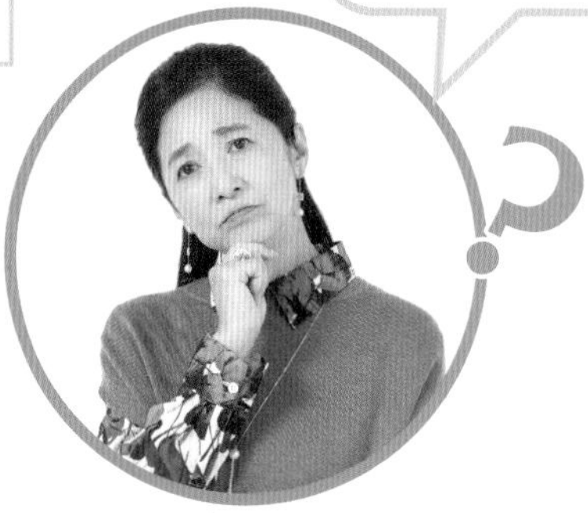

4 時代小説に出てくる漢字クイズ

時代小説や時代劇によく出てくる言葉を集めました。各問の言葉の読み方を答えてください。

①裃 ⇒ □

②筵 ⇒ □

③駕籠 ⇒ □

④月代 ⇒ □

⑤篝火 ⇒ □

⑥熨斗 ⇒ □

⑦香具師 ⇒ □

⑧御神楽 ⇒ □

⑨切支丹 ⇒ □

⑩鋳物師 ⇒ □

5 落語の演目クイズ

今、ちょっとした落語ブームなのだそうです。ヒントの中から□に当てはまる漢字を入れて、①～⑧の落語の演目を完成させてください。

① 火□太鼓
② 粗□長屋
③ □屋女房
④ 寿限□
⑤ 権兵衛□
⑥ □の幇間
⑦ □含草
⑧ 悋気の□楽

ヒント
無　狸　焔
鰻　蛇　忽
独　鏡

6 シキ折々クイズ

同じ読み方でも意味が異なる「同音異義語」のクイズです。今回は「シキ」と読む熟語を集めました。各問の文中の「シキ」を漢字に直しましょう。

① 味方のシキを鼓舞する　答え□□
② 春夏秋冬をシキと呼ぶ　答え□□
③ シキは紙で作った包装容器のこと　答え□□
④ 時鳥（ほととぎす）はシキともいわれる　答え□□
⑤ 埼玉県シキ市　答え□□
⑥ 司馬遷の著書『シキ』　答え□□
⑦ 病魔に冒されシキが迫る　答え□□
⑧ サッカーのチームをシキする　答え□□

7 点はある？ない？クイズ

漢字は、１つの点のつけ方で正しい字になったり誤字になったりします。各問の漢字に点がつくかつかないかを答え、つく漢字には正しく点を書き込んでください。

①抜 点(つく・つかない)

②茂 点(つく・つかない)

③術 点(つく・つかない)

④閥 点(つく・つかない)

⑤恵 点(つく・つかない)

⑥庄 点(つく・つかない)

⑦成 点(つく・つかない)

⑧哉 点(つく・つかない)

⑨傳 点(つく・つかない)

⑩弐 点(つく・つかない)

8 読めるけど書けない漢字クイズ

「なんとなく読めるけど、いざ書くのは難しい」という言葉を集めました。ヒントから漢字を選んで、各問のカタカナを漢字で書いてください。間違えないよう正確に書き取りましょう。

①トンボ ⇒ □□
②ラクダ ⇒ □□
③イカ（海の生物） ⇒ □□
④コンニャク ⇒ □□
⑤ソバ（食べ物） ⇒ □□
⑥ヒンシュク ⇒ □□
⑦ヒイキ ⇒ □□
⑧ショウシャ（あかぬけている） ⇒ □□
⑨ホンロウ ⇒ □□
⑩チャブダイ ⇒ □□台

ヒント

弄　賊　蜻　駝　烏
蛉　蒻　蕎　駱　蹙
屓　瀟　顰　洒　贔
翻　卓　麦　袱　蒟

はい、もうすっかりお馴染み？になった問題です。自信のある人はぜひノーヒントで挑戦を！

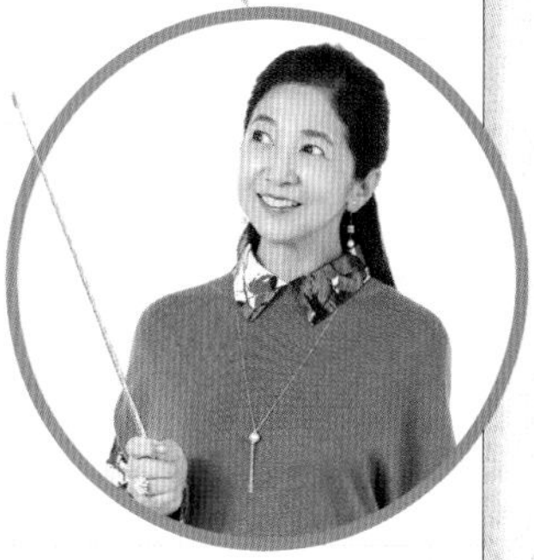

9 植物の漢字クイズ

1文字で植物を表すことのできる漢字を集めました。ヒントの中から正しい漢字を選んで書き込んでください。

①スミレ ⇒ □
②ケヤキ ⇒ □
③モミ ⇒ □
④ヒイラギ ⇒ □
⑤ゼンマイ ⇒ □
⑥ハス ⇒ □
⑦ナズナ ⇒ □
⑧ナツメ ⇒ □
⑨クスノキ ⇒ □
⑩カエデ ⇒ □

ヒント

楠　棗　菫
薇　樅　薺
柊　楓　欅
蓮

10 食べ物季語クイズ

俳句や連歌などで特定の季節を表す言葉「季語」の中から、食べ物に関するものを集めてみました。各問の季語を漢字で書くとともに、春・夏・秋・冬のうちのどの季節の季語かを答えてください。

私のYouTubeチャンネルで「鯏（アサリ）のパエリア」を作りました。ちなみに鯏は春の季語です。

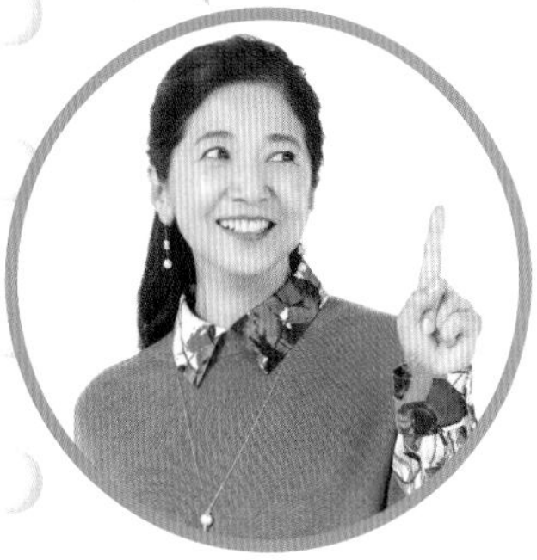

① エダマメ ⇒ □□ ＝ □ の季語

② アユ ⇒ □ ＝ □ の季語

③ イモガユ ⇒ □□ ＝ □ の季語

④ ハマグリ ⇒ □ ＝ □ の季語

⑤ カブ ⇒ □ ＝ □ の季語

⑥ フキミソ ⇒ □□□ ＝ □ の季語

⑦ クズモチ ⇒ □□ ＝ □ の季語

⑧ ギンナン ⇒ □□ ＝ □ の季語

11 ことわざ漢字クイズ

ヒントの中から□に当てはまる漢字を入れて、①～⑧のことわざを完成させてください。

① 行き掛けの□賃

② 同じ穴の□

③ 洞ヶ□を決め込む

④ 貧乏□を引く

⑤ 一世を風□する

⑥ □迫（ぜ）り合いを演じる

⑦ 胸□を開く

⑧ 前□を踏む

ヒント

貉　襟　籤　駄　轍　靡　鍔　峠

12 二十四節気クイズ

季節を表す言葉として用いられる二十四節気（にじゅうしせっき）は、太陽が地球を１周する日数（１太陽年）を24等分し、それぞれの期間に季節の変化を表す名前をつけたものです。ひらがなで書かれた二十四節気をすべて、漢字で答えてください。

春

①りっしゅん ⇒ □□
（2月4日～18日ごろ）

②うすい ⇒ □□
（2月19日～3月4日ごろ）

③けいちつ ⇒ □□
（3月5日～19日ごろ）

④しゅんぶん ⇒ □□
（3月20日～4月3日ごろ）

⑤せいめい ⇒ □□
（4月4日～18日ごろ）

⑥こくう ⇒ □□
（4月19日～5月4日ごろ）

夏

⑦りっか ⇒ □□
（5月5日～19日ごろ）

⑧しょうまん ⇒ □□
（5月20日～6月4日ごろ）

⑨ぼうしゅ ⇒ □□
（6月5日～20日ごろ）

⑩げし ⇒ □□
（6月21日～7月6日ごろ）

⑪しょうしょ ⇒ □□
（7月7日～22日ごろ）

⑫たいしょ ⇒ □□
（7月23日～8月7日ごろ）

秋

⑬りっしゅう ⇒ □□
（8月8日～22日ごろ）

⑭しょしょ ⇒ □□
（8月23日～9月7日ごろ）

⑮はくろ ⇒ □□
（9月8日～22日ごろ）

⑯しゅうぶん ⇒ □□
（9月23日～10月7日ごろ）

⑰かんろ ⇒ □□
（10月8日～23日ごろ）

⑱そうこう ⇒ □□
（10月24日～11月7日ごろ）

冬

⑲りっとう ⇒ □□
（11月8日～21日ごろ）

⑳しょうせつ ⇒ □□
（11月22日～12月6日ごろ）

㉑たいせつ ⇒ □□
（12月7日～21日ごろ）

㉒とうじ ⇒ □□
（12月22日～1月5日ごろ）

㉓しょうかん ⇒ □□
（1月6日～19日ごろ）

㉔だいかん ⇒ □□
（1月20日～2月3日ごろ）

漢字教養トリビアクイズ④ 解答

1 スポーツの漢字クイズ

①しゅうきゅう・サッカー、②ろうきゅう・バスケットボール、
③どうきゅう・ビリヤード、④るいきゅう・ソフトボール、
⑤がいきゅう・アメリカンフットボール、⑥けんとう・ボクシング、
⑦かっせつ・スキー、⑧ようきゅう・アーチェリー、
⑨じっちゅうぎ・ボウリング、⑩ぼうもうきゅう・ラクロス

2 海外の偉人名クイズ

①バッハ、②チャップリン、③エジソン、④コペルニクス、⑤ベートーベン、
⑥イソップ、⑦チンギスハン、⑧アリストテレス

3 名数クイズ

①御三家、②大和三山、③四天王、④五穀、⑤春の七草、⑥関八州

4 時代小説に出てくる漢字クイズ

①かみしも、②むしろ、③かご、④さかやき、⑤かがりび、⑥のし、⑦やし、
⑧おかぐら、⑨きりしたん、⑩いもじ

5 落語の演目クイズ

①焔（かえんだいこ）、②忽（そこつながや）、③鏡（かがみやにょうぼう）、
④無（じゅげむ）、⑤狸（ごんべいだぬき）、⑥鰻（うなぎのたいこ）、
⑦蛇（じゃがんそう）、⑧独（りんきのこま）

6 シキ折々クイズ

①士気、②四季、③紙器、④子規、⑤志木、⑥史記、⑦死期、⑧指揮

7 点はある？ない？クイズ

①抜（つかない）、②茂（つく）、③術（つく）、④閥（つく）、
⑤恵（つかない）、⑥庄（つかない）、⑦成（つく）、⑧哉（つく）、
⑨傳（つかない）、⑩弐（つく）

8 読めるけど書けない漢字クイズ

①蜻蛉、②駱駝、③烏賊、④蒟蒻、⑤蕎麦、⑥蟹蹙、⑦贔屓、
⑧瀟洒、⑨翻弄、⑩卓袱台

9 植物の漢字クイズ

①菫、②欅、③樅、④柊、⑤薇、⑥蓮、⑦薺、⑧棗、⑨楠、⑩楓

10 食べ物季語クイズ

①枝豆・秋、②鮎・夏、③芋粥・冬、④蛤・春、⑤蕪・冬、⑥蕗味噌・春、
⑦葛餅・夏、⑧銀杏・秋

11 ことわざ漢字クイズ

①**行き掛けの駄賃(だちん)**　意味：ある事をするついでに、自分の利益になるような別の事をすること。

②**同じ穴の貉(むじな)**　意味：無関係のように見えて実は同類・仲間であること。

③**洞ヶ峠(ほらがとうげ)を決め込む**　意味：有利な方につこうと形勢をうかがうこと。

④**貧乏籤(くじ)を引く**　意味：割に合わない、損な役回りに当たること。

⑤**一世を風靡(ふうび)する**　意味：ある時代に圧倒的に流行すること。

⑥**鍔(つば)迫り合いを演じる**　意味：同じ程度の力の者同士が激しく争うこと。

⑦**胸襟(きょうきん)を開く**　意味：隠し立てをせずに本音を打ち明けること。

⑧**前轍(ぜんてつ)を踏む**　意味：前の人の失敗を後の人が無反省にくり返すこと。

今回もお疲れ様でした。難しかったですか？
このトリビアクイズがきっかけになって、みなさまの言葉が豊かになって世界が少しでも広がってくれればいいなと思っています。とはいえ、これは試験勉強ではないので、肩の力を抜いて楽しんでチャレンジしてくださいね！

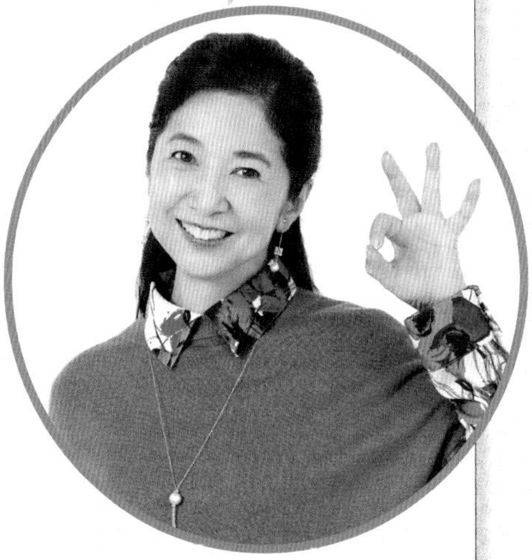

12 二十四節気クイズ

①立春、②雨水、③啓蟄、④春分、⑤清明、⑥穀雨、
⑦立夏、⑧小満、⑨芒種、⑩夏至、⑪小暑、⑫大暑、
⑬立秋、⑭処暑、⑮白露、⑯秋分、⑰寒露、⑱霜降、
⑲立冬、⑳小雪、㉑大雪、㉒冬至、㉓小寒、㉔大寒

漢字などの脳ドリルを毎日継続して行えば、記憶力・集中力が高まり意欲もぐんぐんみなぎります

東北大学教授　川島隆太（かわしまりゅうた）

脳は使わないと老化し物忘れなどが増える

「昔と違って新しいことを行ったり、覚えたりするのが苦手になってきた」「なぜかやる気が出なくなり、何をやるにも腰が重くなってきた」「服装や化粧など、身だしなみに気を使わなくなった」「突然カッとなって、家族を怒鳴りつけることも出てきた」……。

このようなことに心あたりはありませんか。多くの人は、年を重ねるとともに脳が老化し、物忘れやど忘れが増えてきます。人の名前を思い出せなかったり、買ってくる物をうっかり忘れたりすることが多くなってきます。

さらに、「これまで普通に行っていたことが面倒くさくなる」「柔軟性がなくなり、自分の考えと違った意見を受け入れることができなくなる」「根気がなくなって、物事を途中で投げ出す」といったことも、脳の老化のサインです。

残念ながら脳の老化は避けることができません。脳のほぼすべての機能は、体のほかの機能と同じように20代を過ぎたころから低下していきます。

その理由は、負荷がかかる強度で、脳を使わなくなるからです。特に中高年以降はその傾向が強くなります。脳に負荷をかけるというのは、計算や思考などで頭をよく働かせるということです。

私たちの体は、適度な負荷がかかる運動を続けることで、筋肉の強度を保つことができ、健康維持にも役立ちます。逆に、あまり運動をしない状態が長期間続くと、筋肉は衰えてしまいます。脳も筋肉と同じです。意識して使わないと脳は萎縮していき、老化も進行します。

●トポグラフィ画像（脳血流測定）

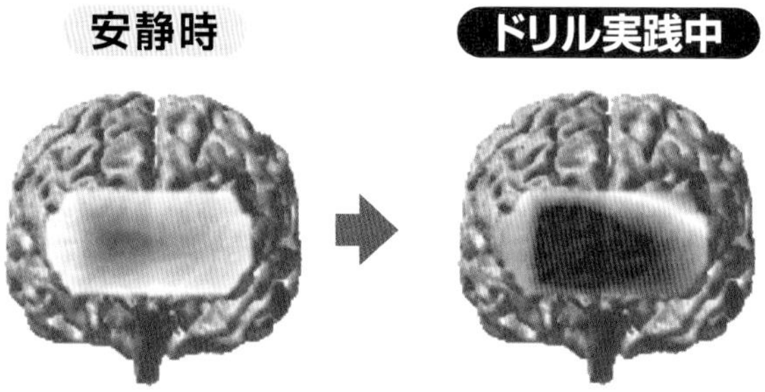

ドリルを実践する前の前頭前野の血流

赤い部分は脳の血流を表している。ドリルの試験中に血流が向上した

前頭葉の前頭前野は脳の司令塔

脳は大きく、「大脳」「小脳」「脳幹」の３つに分かれています。このうち、脳全体の重さの約80%を占めるのが大脳です。

大脳は「前頭葉」「頭頂葉」「側頭葉」「後頭葉」の４つの領域に分かれています。中でも前頭葉の大部分を占める「前頭前野」と呼ばれる領域は、脳の司令塔の役割を担っています。

前頭葉は、人間にとって重要な働きをいくつも備えています。例えば、新しい知識などを吸収し、それを実生活で活用する、アイデアを出したり、物事を論理的に考えたりするといった、知的な活動が挙げられます。

大脳の4つの領域の働き

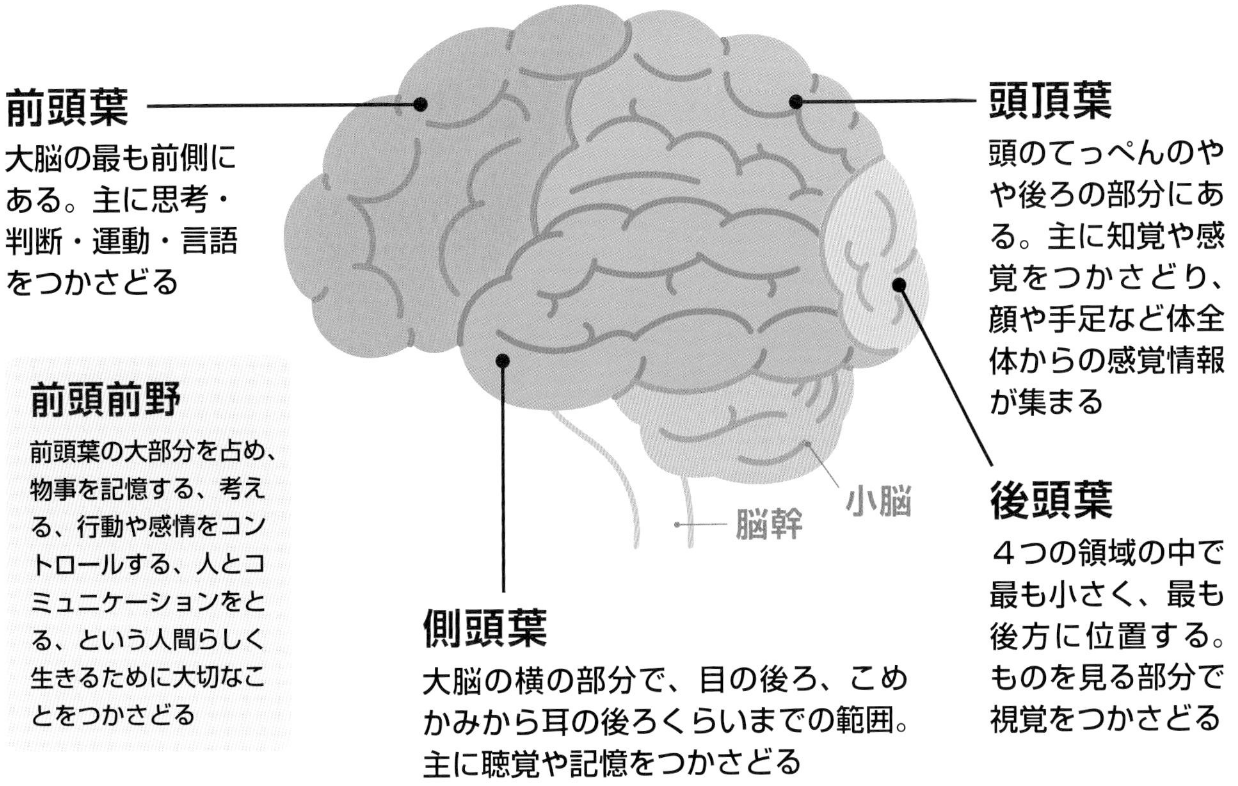
前頭葉
大脳の最も前側にある。主に思考・判断・運動・言語をつかさどる
前頭前野
前頭葉の大部分を占め、物事を記憶する、考える、行動や感情をコントロールする、人とコミュニケーションをとる、という人間らしく生きるために大切なことをつかさどる
頭頂葉
頭のてっぺんのやや後ろの部分にある。主に知覚や感覚をつかさどり、顔や手足など体全体からの感覚情報が集まる
後頭葉
４つの領域の中で最も小さく、最も後方に位置する。ものを見る部分で視覚をつかさどる
小脳
脳幹
側頭葉
大脳の横の部分で、目の後ろ、こめかみから耳の後ろくらいまでの範囲。主に聴覚や記憶をつかさどる

言葉を介した円滑なコミュニケーションのほか、怒りや悲しみなど感情のコントロールも担当。やってはいけないことをせず、衝動的な行動も抑制します。

自分から進んで何かをしようとする気持ちを作り出し、１つのことに集中するのも、前頭前野の働きによるものです。

実は、脳のトレーニングを行うと前頭前野の体積が増えたり、いろいろな認知機能が向上したりすることが確かめられています。

少し専門的な話になりますが、前頭前野は「大脳皮質」の一領域です。大脳皮質は神経細胞が集まるたんぱく質の層のことで、12歳をピークにして、どんどん薄くなります。しかし、大人になっても脳のトレーニングを続けることによって、大脳皮質の厚みはもとに戻っていくのです。

大脳皮質の神経細胞からは神経線維が伸びています。神経線維は、電気的な情報を伝える、いわば電線のような役割を果たしています。脳の働きを活発にするには、神経線維の存在が欠かせません。

加齢とともに大脳皮質は薄くなります。しかし、脳のトレーニングで脳に刺激を与えると、神経線維の枝分かれが増え、より複雑なネットワークを形成します。すると前頭前野の体積が増え、働きも劇的によくなるのです。

漢字や計算問題で前頭前野が活性化する

脳のトレーニングといっても、難しい問題に取り組む必要はありません。漢字や計算などの簡単な問題を解くだけで十分。そのさい、できるだけ速く解いていくことで前頭前野を活性化でき、記憶力や意欲などを高めることが期待できます。

本書は毎日新しい漢字ドリルに取り組め、飽きることもありません。脳の司令塔である前頭前野を活性化させるには、とてもオススメです。

漢字・計算・言葉のドリルの実践で
脳の司令塔「前頭前野」の血流が増え認知機能が高まるとわかりました

認知機能の衰えは日常生活にも影響

「テレビに出ているあの人の名前、何だっけ？」「昨日のお昼は何食べたかな？」

年を重ねれば、誰でも経験する物忘れ。これは、脳の認知機能が衰えたことによって起こります。

認知機能が衰えると、記憶力だけでなく、注意力や思考力、集中力や判断力も弱まってきます。さらにひどくなると、日常生活や社会生活に支障をきたすことも起こりかねません。

その認知機能をつかさどっているのは、脳の前頭葉にある「前頭前野」という領域。記憶や計算、思考、判断、意欲、想像など、人間らしい生活をするための高度な働きを担当する、「脳の司令塔」です。

しかし、20代以降は脳の前頭前野の働きが低下するようになり、中高年を迎えるころには認知機能の衰えも目立ってきます。いつまでも健康な生活を送るには、体だけでなく、脳を鍛えて認知機能を高めることも大切です。

脳を鍛えるには、遅すぎるということはありません。中高年以降でも、脳のトレーニングによって前頭前野は活性化し、認知機能も向上します。

前頭前野が活性化しているかどうかは、「NIRS（ニルス）」（近赤外分光分析法）という方法で調べられます。

NIRSは、太陽光にも含まれる光を使って前頭前野の血流を測定できる機器です。前頭前野の血流が増加すれば、脳が活性化していることを意味します。逆に血流が変わらなかったり、落ちたりしていれば、脳が活性化していないと判断できます。

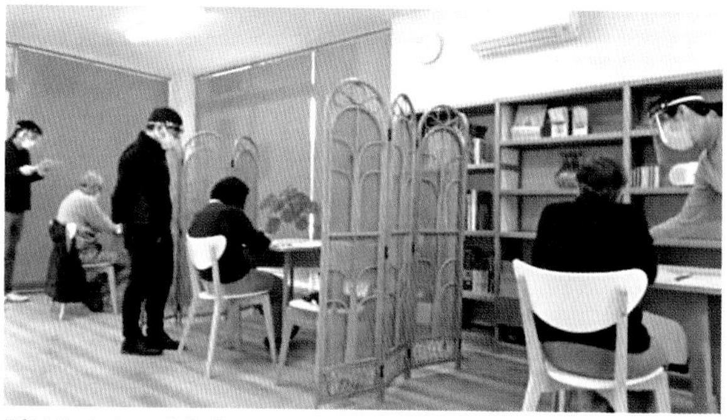

脳ドリルの試験のようす

脳ドリルを解くと前頭前野が活性化する

では、脳の有効なトレーニング法だと考えられる脳ドリルを実践すれば、前頭前野が活性化するのでしょうか。NIRSを使って調べてみることにしました。

試験は2020年12月、新型コロナウイルスの感染対策を万全に施し、安全性を確保したうえで実施しました。

試験の参加者は、60代～70代の男女40人。全員、脳出血や脳梗塞など、脳の病気の既往症はありません。脳の状態は健康そのものでした。

使用した脳ドリルは「漢字」「計算」「言葉」「論理」「知識」「記憶」「変わり系」の７系統で、計33種類です。

脳ドリルはどれも楽しく取り組むことができ、皆さん、飽きた素振りも見せず、熱心に

漢字系ドリルの脳活動

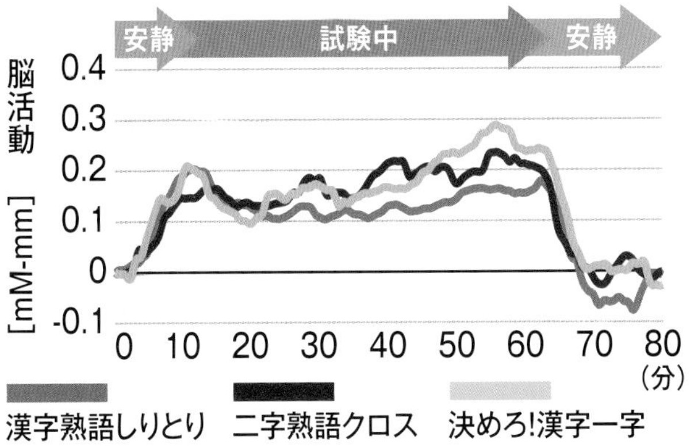

出典：漢字系脳ドリルの脳活動「脳血流量を活用した脳トレドリルの評価」より

ドリル種類別の脳活動

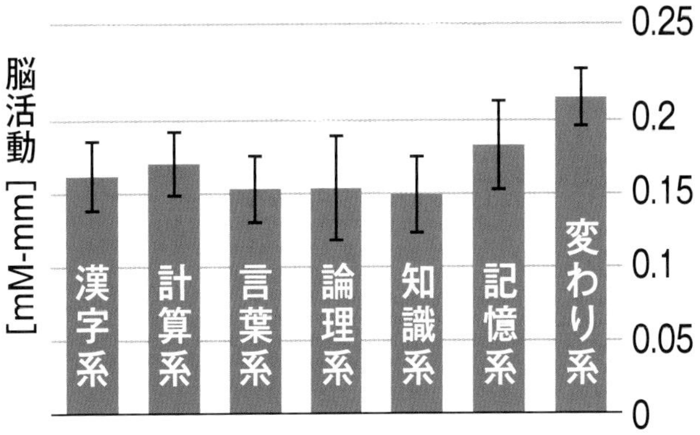

出典：系統別の有意差「脳血流量を活用した脳トレドリルの評価」より

取り組んでいました。

例えば、漢字系の「漢字熟語しりとり」（40～41㌻、70～71㌻に掲載）は、問題の漢字を使って熟語を作り、前後が同じ漢字になる熟語をしりとりのように並べる脳トレです。

同じく、「漢字系」の「二字熟語クロス」（46～47㌻、76～77㌻に掲載）は、提示された4つの漢字それぞれの前か後ろにつけることで4つの二字熟語が作れる共通の漢字1字を空欄に書き入れるという脳トレです。どれも、クイズ感覚で楽しみながらできるものばかりです。

実は、楽しく解くのも、前頭前野を活性化させる大事な要素です。同じ頭を使うにしても、つまらなかったり、わからなかったりすると、脳の血流が減少することも往々にしてあるのです。

試験では、全33種類の脳ドリルを全員で分担し、1人当たり15種類の問題を解いてもらいました。

その結果、33種類の脳ドリルのすべてが、安静時と比較して、前頭前野の血流を増加させたことがわかりました。そのうち27種類は、顕著に血流が増加。脳ドリルで前頭前野が活性化し、認知機能が向上することが証明されたのです。

米国で行われた研究でも、クロスワードのような知的なゲームを日常的に楽しんでいる人は、認知症の発症リスクが抑えられることが確認されています。

毎日楽しく解けて認知症予防に役立つ

本書には、試験で検証したものと同種のドリルの中から、漢字系の問題を厳選して収録しています。実際にやってみるとわかると思いますが、バラエティに富み、楽しく解ける問題ばかりです。

実際にドリルを解くさいに意識してほしいのは、間違えることを気にしないこと。正解にこだわり、じっくり考えるよりも、間違いを気にせずにできるだけ速く解いていくほうが、前頭前野が活性化することがわかっています。

本書は大判サイズで文字も大きく、見やすくなっています。ページが開きやすい仕様にもなっているので、解答の書き込みもスムーズにできるでしょう。

本書の漢字パズルを毎日、1ヵ月間にわたって取り組むことで、さらなる前頭前野の活性化が期待できます。認知機能は向上して、物忘れやうっかりミスは減り、認知症やその予備軍とされる軽度認知障害（MCI）の予防にも役立つ可能性があります。

毎日脳活 スペシャル 漢字脳活ひらめきパズルの効果を高めるポイント

ポイント1 毎日続けることが大切

「継続は力なり」という言葉がありますが、ドリルは毎日実践することで、脳が活性化していきます。２～３日に１度など、たまにやる程度では効果は現れません。また、続けていても途中でやめると、せっかく若返った脳がもとに戻ってしまいます。毎日の日課として、習慣化するのが、脳を元気にするコツだと心得てください。

ポイント2 1日2ページ、朝食後の午前中に

１日のうちで脳が最も働くのが午前中です。できるかぎり、午前中に取り組みましょう。一度に多くのドリルをやる必要はなく、１日２ページでOK。短い時間で集中して全力を出し切ることで、脳の機能は向上していくのです。また、空腹の状態では、脳はエネルギー不足。朝ご飯をしっかり食べてから行いましょう。

ポイント3 できるかぎり静かな環境で

静かな環境で取り組むことがポイントです。集中しやすく、脳の働きもよくなります。テレビを見ながらや、ラジオや音楽を聴きながらやっても、集中できずに脳を鍛えられないことがわかっています。周囲が騒がしくて気が散る場合は、耳栓を使うといいでしょう。

ポイント4 制限時間を設けるなど目標を決めて取り組もう

目標を決めると、やる気が出てきます。本書では、年代別に制限時間を設けていますが、それより少し短いタイムを目標にするのもいいでしょう。解く速度を落とさずに、正解率を高めていくのもおすすめです。１ヵ月間連続して実践するのも、立派な目標です。目標を達成したら、自分にご褒美をあげると、さらに意欲も出てきます。

ポイント5 家族や友人といっしょに実践しよう

家族や友人といっしょに取り組むのもおすすめです。競争するなどゲーム感覚で実践すると、さらに楽しくなるはずです。何よりも、「脳を鍛える」という同じ目的を持つ仲間と実践することは、とてもやりがいがあります。脳ドリルの後、お茶でも飲みながらコミュニケーションを取ることも、脳の若返りに役立つはずです。

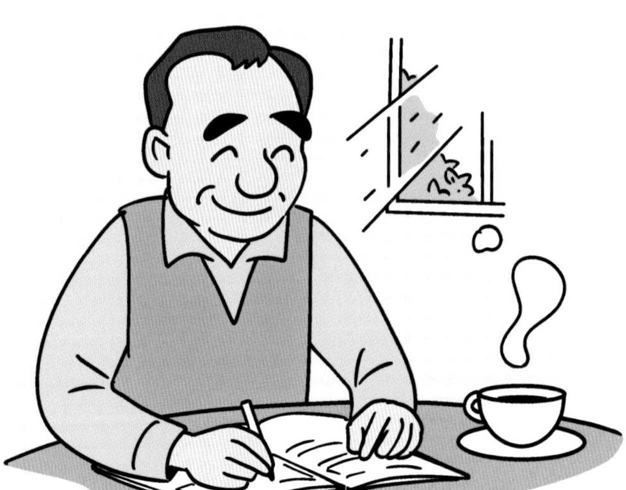

とにかく楽しい厳選問題！

大人気脳トレ「漢字パズル」15

記憶力・認知力アップ

問題を手がかりに一時的に覚える「短期記憶」と子供のころに習った漢字など「思い出す力」を鍛えます。

1・16日目 熟語テトリス
6・21日目 四字熟語推理クロス
10・25日目 意味から熟語探し
13・28日目 片づけ四字熟語

片づけ四字熟語

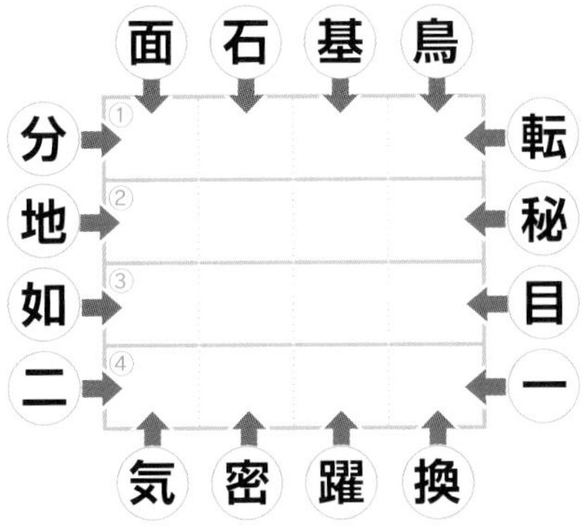

注意力・集中力アップ

指示どおりの文字を探したり、浮かび上がった図形から文字を読み取ったりするなど、注意力・集中力が磨かれます。

4・19日目 正しい送り仮名二択
7・22日目 数字つなぎ三字熟語
14・29日目 迷路で言葉クイズ

迷路で言葉クイズ

スタート

ゆ	ん	ぶ	つ
う	び	■	に
か	お	る	は
ね	り	の	か
が	わ	■	み

ゴール

スタート

ほ	る	た	め
こ	す	う	の
う	■	こ	ど
し	■	う	う
ゃ	が	つ	ろ

ゴール

直感力アップ

知識や経験を総動員して、素早く決断を下したり行動に移したりする力が身につきます。

2・17日目 四字熟語あみだ
8・23日目 漢字連想クイズ
11・26日目 熟語足し算パズル
15・30日目 漢字ジグザグクロス

四字熟語あみだ

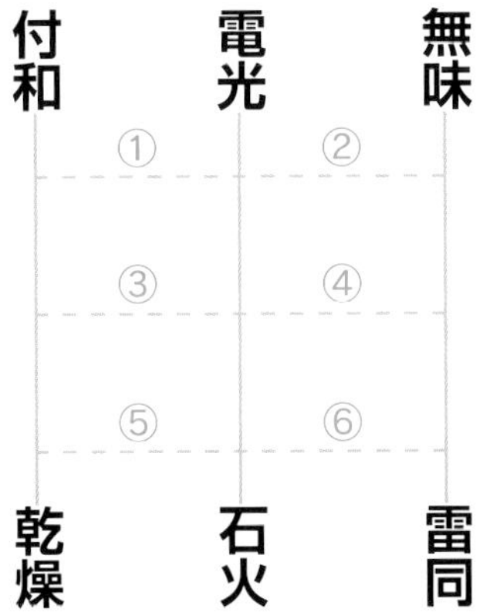

思考力・想起力アップ

論理的に考える問題や推理しながら答えを導く問題で、考える力を磨き、頭の回転力アップが期待できます。

3・18日目 漢字熟語組み立てパズル
5・20日目 漢字結びドリル
9・24日目 漢字熟語しりとり
12・27日目 二字熟語クロス

漢字熟語組み立てパズル

① 土 土 ネ 寸
② 日 田 各 門 竹
③ 竹 金 力 月 失
④ 心 心 士 立 日

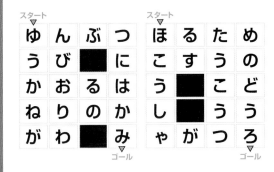

1日目

熟語テトリス

実践日

月　日

難易度4★★★★☆

縦、横にある漢字と組み合わせると、二字熟語、三字熟語、四字熟語ができるように、リストの中から漢字を選んで空欄に書き入れてください。すべてのマスが正しく埋められたら正解です。

①

都	市	■	小	麦
■			梅	
	人		肉	
手		■		■
	質		圧	紙

リスト　食　竹　馬　筆　品　感　形　若　酒　松

②

	入	■		級
	場		学	
作	■	参		情
	熟		■	理
■		書	記	

リスト　成　読　内　念　友　加　見　工　考　進

③

灯		文		■
	■	言		気
	落		■	流
降			草	
下	■	断		材

リスト　雪　道　法　明　木　火　外　急　語　食

④

真		確		育
	■		存	■
当		権	在	
	人		■	芸
■		演	技	

リスト　相　番　保　民　力　公　実　主　術　正

脳活ポイント

前頭葉ががぜん活性化

複数の漢字と組み合わせて熟語を作るため、記憶力や想起力を磨く優れた訓練になります。また、問題は集中して取り組めるよう工夫を凝らしてあるので、前頭葉の活性化も大いに期待できるでしょう。

目標時間

50代まで	60代	70代以上
30分	40分	50分

正答数 ／8問　かかった時間 分

5

昨		■		春
■	夜		天	■
発		水		
	実	■		行
有	効		報	

リスト　者　青　着　品　予　雨　果　気　現　今

6

	荷		■	夕
自		■		方
	用		棒	
		底	■	金
々	■	流		利

リスト　心　針　水　相　満　砂　車　重　出　信

7

再		計	監	
■	合	■		察
起			認	
	■	挙	■	
流		手		袋

リスト　紙　視　知　点　派　会　恵　検　源　査

8

■		来	店	■
同		同		産
	■		■	
	例	会		手
訳		■	点	

リスト　着　通　得　文　名　旧　時　心　姓　窓

※解答は84ﾍﾟｰｼﾞをご覧ください

2日目 四字熟語あみだ

実践日

月　日

難易度5★★★★★

上下の二字熟語を組み合わせて正しい四字熟語ができるように、各問の指示に従って番号の点線部に横線を入れ、あみだくじを完成させてください。横線２本を一直線につなげることはできません。

❶ 答えとなる線は3本です。

上：付和　電光　無味

下：乾燥　石火　雷同

❷ 答えとなる線は3本です。

上：油断　有名　無我

下：大敵　夢中　無実

❸ 答えとなる線は4本です。

上：半信　大胆　異口　美辞

下：同音　不敵　麗句　半疑

❹ 答えとなる線は4本です。

上：急転　喜怒　画竜　岡目

下：哀楽　点睛　直下　八目

解答 ❶①④⑤または②③⑥、❷①③⑥または②③⑤、❸①⑤⑦⑨、❹①③⑥⑧または③④⑥⑧

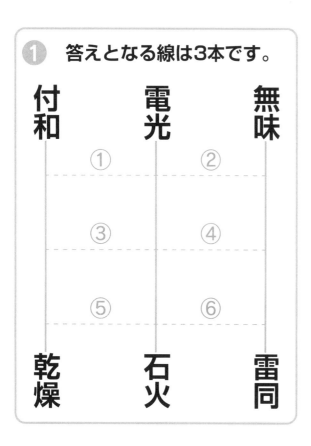

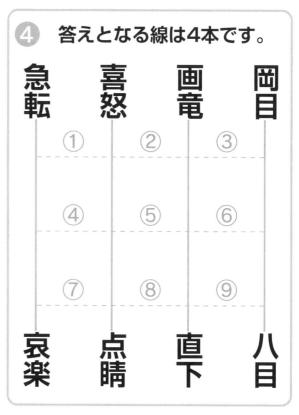

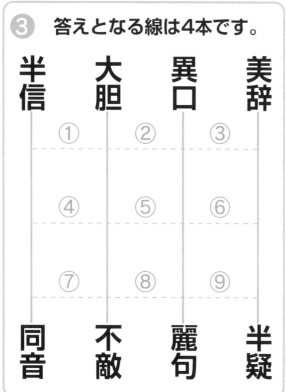

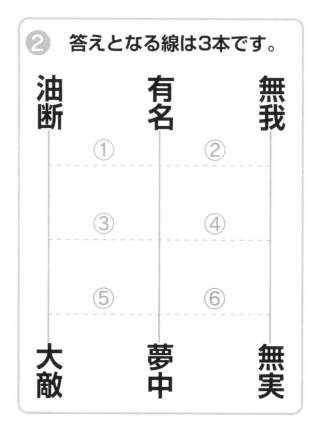

脳活ポイント

想起力に加えて洞察力もアップ

どれが当たりになるか予想のつかないあみだくじですが、ここでは上の漢字２字と、下の漢字２字をあみだくじでつなげる高度な作業になります。想起力や、あみだくじを完成させるための洞察力を鍛えます。

目標時間

50代まで	60代	70代以上
40分	50分	60分

正答数	かかった時間
／8問	分

⑤ 答えとなる線は2本です。

上：三寒　古今　公平

①　②

③　④

⑤　⑥

下：無私　四温　東西

⑥ 答えとなる線は2本です。

上：三日　竜頭　暗中

①　②

③　④

⑤　⑥

下：蛇尾　模索　坊主

⑦ 答えとなる線は4本です。

上：単刀　大器　理路　優柔

①　②　③

④　⑤　⑥

⑦　⑧　⑨

下：晩成　不断　整然　直入

⑧ 答えとなる線は4本です。

上：森羅　創意　多種　大言

①　②　③

④　⑤　⑥

⑦　⑧　⑨

下：工夫　万象　壮語　多様

解答　⑤②③または②⑤、⑥①④または③⑥、⑦①③⑤⑨、⑧①③⑤⑧または②⑤⑦⑨

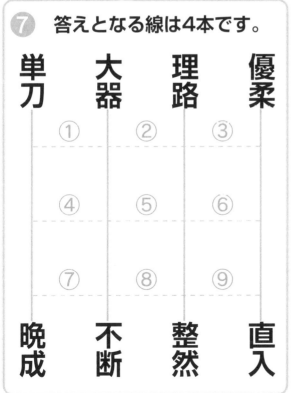

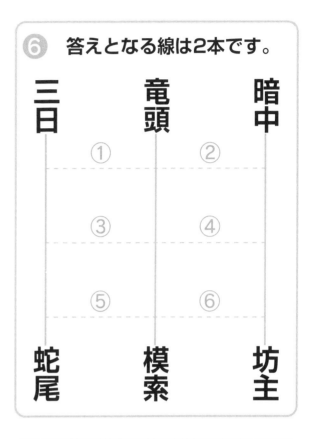

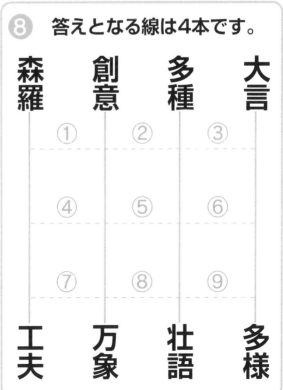

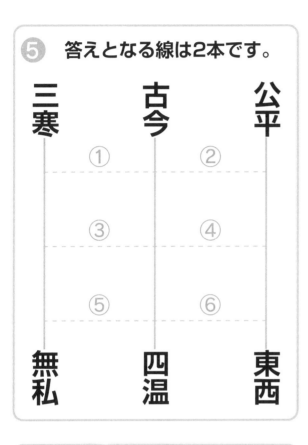

3日目 漢字熟語組み立てパズル

実践日

月　日

難易度5★★★★★

各問題には、漢字のへんやつくり、かんむりなどの部首をバラバラにして並べてあります。これらを組み合わせて漢字を作り、解答欄の□を埋め、二字熟語、三字熟語、四字熟語を完成させてください。

二字熟語

❶ 土 土 ネ 寸

□□

❷ 日 田 各 門 竹

□□

❸ 竹 金 力 月 失

□□

❹ 心 心 士 立 日

□□

三字熟語

❺ 白 見 勺 王

□実□

❻ 寸 石 少 土 日

□□計

❼ 道 亡 目 寸

□□犬

❽ 白 享 羽 丸 土

学□□

四字熟語

❾ 青 売 日 言

□耕雨□

❿ 卜 大 木 目 可 心 夕

□□天□

解答 ❶寺社、❷簡略、❸鉄筋、❹意志、❺現実的、❻砂時計、❼盲導犬、❽学習塾、❾晴耕雨読、❿奇想天外

脳活ポイント

発想力や想像力、漢字力を養う

バラバラに並んだ漢字を上手に組み合わせるさいには、ひらめき力がものをいいます。記憶している漢字を思い出す想起力はもちろんのこと、熟語を作るさいに必要な発想力・想像力・漢字力を養います。

目標時間

50代まで	60代	70代以上
40分	50分	60分

正答数　／20問

かかった時間　分

二字熟語

⑪ 口 口 及 乎

□□

⑫ 耳 口 申 ネ 王

□□

⑬ 心 欠 谷 日 立

□□

⑭ 米 米 頁 大 唐

□□

三字熟語

⑮ 口 口 口 平 言

□□会

⑯ 土 玉 口 心

三□□

⑰ 米 言 斗 寸 身

慰□□

⑱ 言 色 糸 周

□好□

四字熟語

⑲ 竹 木 木 支 即 一

□葉□□

⑳ 力 馬 土 敬 也 重

□天□□

解答 ⑪呼吸、⑫神聖、⑬意欲、⑭糖類、⑮品評会、⑯三国志、⑰慰謝料、⑱絶好調、⑲枝葉末節、⑳驚天動地

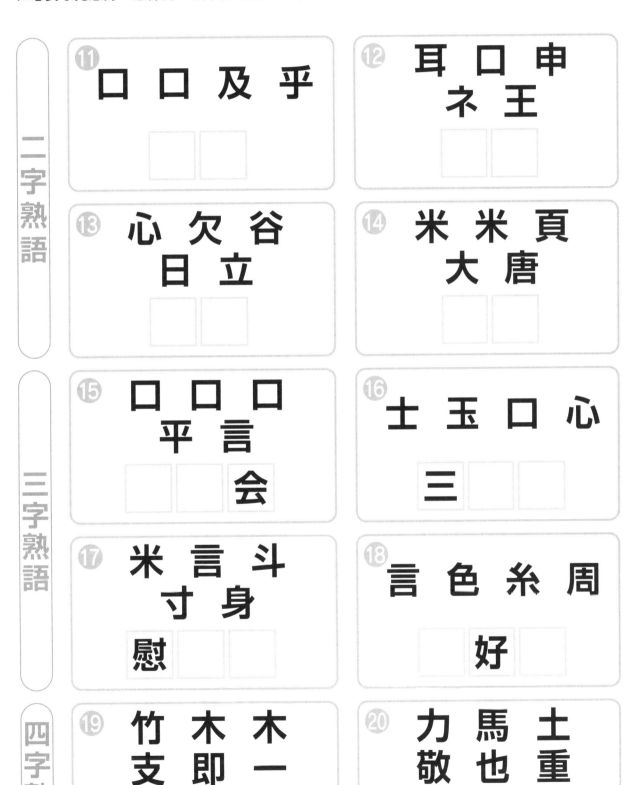

4日目 正しい送り仮名二択

実践日

月　日

難易度③★★★☆☆

各問、下線が引いてある部分のひらがなを漢字に直したとき、①か②のどちらかになります。送り仮名が正しくなっているほうを選び、解答欄に①か②で記入してください。

❶ 髪の毛がみだれる
① 乱る
② 乱れる
答え

❷ 列にならぶ
① 並らぶ
② 並ぶ
答え

❸ 税金をおさめる
① 納る
② 納める
答え

❹ 荷物をとどける
① 届る
② 届ける
答え

❺ シャツをあらう
① 洗う
② 洗らう
答え

❻ 君たちはまだわかい
① 若かい
② 若い
答え

❼ バスからおりる
① 降る
② 降りる
答え

❽ 発言に耳をうたがう
① 疑う
② 疑がう
答え

❾ 鏡にうつる
① 映る
② 映つる
答え

❿ 試合にまける
① 負る
② 負ける
答え

⓫ 弁当をくばる
① 配ばる
② 配る
答え

⓬ 目標をさだめる
① 定める
② 定る
答え

⓭ お歳暮をおくる
① 送る
② 送くる
答え

⓮ 火がきえる
① 消る
② 消える
答え

解答 ❶②、❷②、❸②、❹②、❺①、❻②、❼②、❽①、❾①、❿②、⓫②、⓬①、⓭①、⓮②

脳活ポイント

言語中枢の側頭葉を働かせる

ふだんよく目にしているはずの漢字の送り仮名ですが、正しい送り仮名を覚えているか選んでみましょう。日ごろの注意力が試されるほか、想起力が鍛えられて、言語中枢の側頭葉の働きもぐんと強まります。

目標時間

50代まで	60代	70代以上
15分	20分	30分

正答数	かかった時間
/28問	分

⑮ 旧友を**たずねる**
① 訪ねる
② 訪る
答え

⑯ ドアを**しめる**
① 閉める
② 閉る
答え

⑰ 手を合わせて**おがむ**
① 拝む
② 拝がむ
答え

⑱ 頭が**いたい**
① 痛たい
② 痛い
答え

⑲ 不要なものを**のぞく**
① 除く
② 除ぞく
答え

⑳ プロの領域に**いたる**
① 至る
② 至たる
答え

㉑ 運転を**あやまる**
① 誤る
② 誤まる
答え

㉒ 車が多くて**あぶない**
① 危い
② 危ない
答え

㉓ 公園で**あそぶ**
① 遊ぶ
② 遊そぶ
答え

㉔ あの女性は**うつくしい**
① 美しい
② 美い
答え

㉕ 山を**のぼる**
① 登ぼる
② 登る
答え

㉖ 気が**みじかい**
① 短い
② 短かい
答え

㉗ まっすぐ**すすむ**
① 進すむ
② 進む
答え

㉘ 人が**あつまる**
① 集る
② 集まる
答え

解答 ⑮①、⑯①、⑰①、⑱②、⑲①、⑳①、㉑①、㉒②、㉓①、㉔①、㉕②、㉖①、㉗②、㉘②

5日目 漢字結びドリル

実践日　　月　　日

難易度④★★★★☆

各問で提示されている４つの漢字それぞれの先か後に結びつけると、２字の言葉が作れる漢字１つをリストの中から選んでください。10問すべて解いたあと、リストに残った２つの漢字で言葉を作りましょう。

①
足　永
敬　近
答え

②
第　回
目　野
答え

③
社　得
面　国
答え

④
参　証
思　察
答え

⑤
音　中
親　配
答え

⑥
居　身
成　部
答え

⑦
草　水
歩　徳
答え

⑧
学　変
文　粧
答え

⑨
提　発
床　立
答え

⑩
績　農
者　仕
答え

①〜⑩のリスト

住　考　起　次　化　長
会　遠　業　所　心　道

⑪ 余った２つの漢字でできる２字の言葉は何？
答え

解答 ①遠、②次、③会、④考、⑤心、⑥長、⑦道、⑧化、⑨起、⑩業、⑪住所

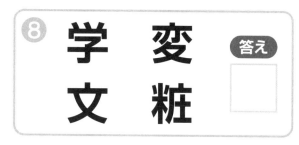

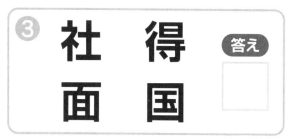

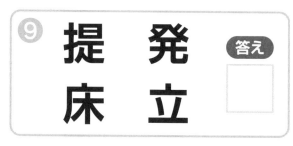

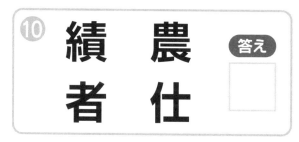

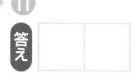

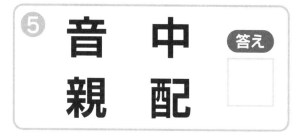

脳活ポイント

直観力·発想力·思考力が強化

どの漢字をリストから選んでいくか、熟語を思い出す想起力に加えて直観力・発想力・思考力も並行して必要になります。問題数が多いので集中力も鍛えられ、日常生活でのうっかり忘れの改善が期待できます。

目標時間

50代まで	60代	70代以上
20分	30分	40分

正答数 　/22問

かかった時間 　分

⑫ 気 復 / 生 用 　答え

⑬ 陽 骨 / 丸 鼓 　答え

⑭ 念 号 / 暗 伝 　答え

⑮ 珠 小 / 分 奇 　答え

⑯ 面 弁 / 本 選 　答え

⑰ 音 取 / 巾 先 　答え

⑱ 率 身 / 手 快 　答え

⑲ 恵 略 / 告 察 　答え

⑳ 案 側 / 容 身 　答え

㉑ 合 競 / 調 進 　答え

⑫〜㉑のリスト

内	取	記	当	知	材
太	歩	軽	数	活	頭

→ ㉒ 余った２つの漢字でできる２字の言葉は何？ 　答え

解答 ⑫活、⑬太、⑭記、⑮数、⑯当、⑰頭、⑱軽、⑲知、⑳内、㉑歩、㉒取材

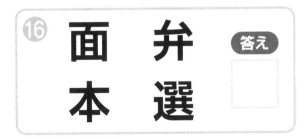

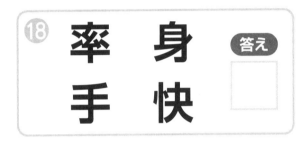

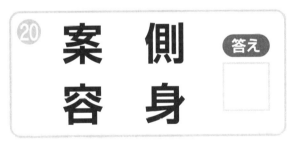

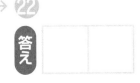

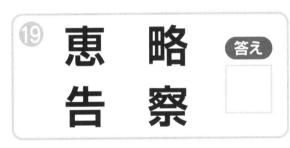

6日目

四字熟語推理クロス

実践日

月　日

難易度❹★★★★☆

各問には４つの三字熟語が並んでいます。それぞれの三字熟語の空欄(□)①～④の漢字を組み合わせると四字熟語になるので、①～④に入る漢字を推理して解答欄に記入してください。

❶

末①成
①国紙
神③月
不可④

答え	①	②	③	④

❷

①止符
②末書
③家言
尺④法

答え	①	②	③	④

❸

①秋楽
温度②
③馬券
④行動

答え	①	②	③	④

❹

大喜①
被②者
③意顔
④敗談

答え	①	②	③	④

❺

宮①工
②汁酸
過③足
④対視

答え	①	②	③	④

❻

十①番
四②山
③容師
苦労④

答え	①	②	③	④

❼

①気店
蛍②灯
③灰岩
不審④

答え	①	②	③	④

❽

好①年
新②地
③昼夢
大晦④

答え	①	②	③	④

❾

松阪①
乳②料
騎③隊
非常④

答え	①	②	③	④

解答 ❶完全無欠、❷終始一貫、❸千差万別、❹利害得失、❺大胆不敵、❻八方美人、❼電光石火、❽青天白日、❾牛飲馬食

脳活ポイント

推理力と言語中枢が発達する

最終的な答えを見つけるのに、いろいろな角度から問題を考える推理力が養えます。見慣れない三字熟語があれば、このさい記憶しましょう。言語中枢が刺激されて、日ごろの会話に語彙が増えるはずです。

目標時間

50代まで	60代	70代以上
20分	30分	40分

正答数 ／18問　かかった時間 分

⑩

①頂天
平仮②
感③量
果④酒

答え	①	②	③	④

⑪

①床医
飛行②
③援団
七④化

答え	①	②	③	④

⑫

明後①
②化論
③見草
遊④道

答え	①	②	③	④

⑬

拡①鏡
加湿②
③餐会
光合④

答え	①	②	③	④

⑭

①伴者
②事費
③人館
合唱④

答え	①	②	③	④

⑮

不条①
②地裏
微調③
大自④

答え	①	②	③	④

⑯

①大事
採②場
③枚舌
千④足

答え	①	②	③	④

⑰

七①三
千②眼
噴③器
④華鍋

答え	①	②	③	④

⑱

基①給
後始②
自③車
面④見

答え	①	②	③	④

解答　⑩有名無実、⑪臨機応変、⑫日進月歩、⑬大器晩成、⑭同工異曲、⑮理路整然、⑯一石二鳥、⑰五里霧中、⑱本末転倒

7日目 数字つなぎ三字熟語

実践日

月　日

難易度③★★★☆☆

１の★印から２の●印、３の●印というように各数字の印を順序よく線でつなぐと現れる３文字の漢字を使ってできる熟語を答えてください。最後の数字の印は☆です。最後まで線を引かなくても答えは導けます。

①

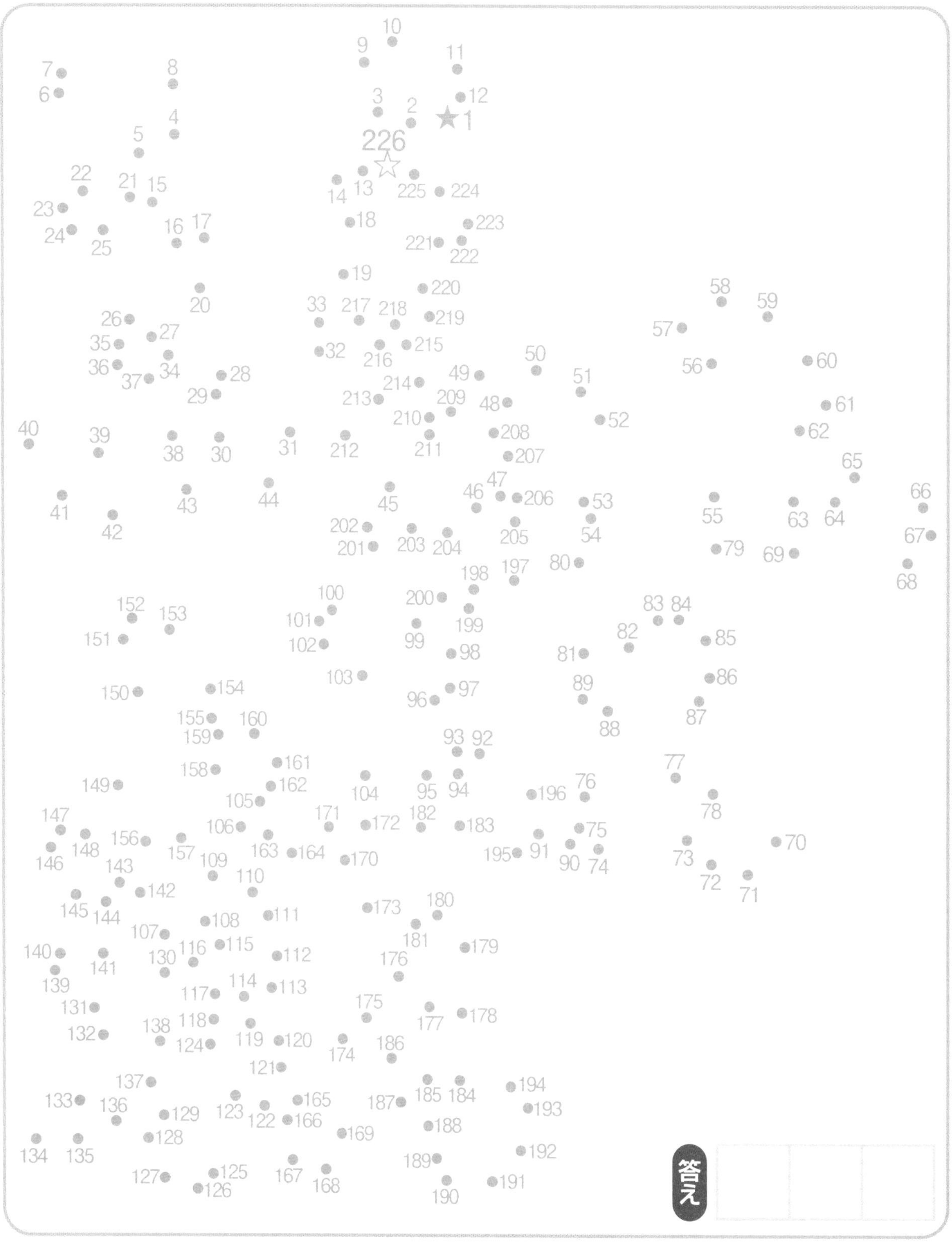

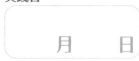

脳活ポイント

見る力を磨き脳が活性

浮かび上がった図形から漢字を読み取り、三字熟語が何かを答えることで、脳の「見る力」の訓練にもなります。また、点を１から順につなげるため、注意力や集中力も鍛えられます。

目標時間

50代まで	60代	70代以上
15分	30分	40分

正答数	かかった時間
／2問	分

❷

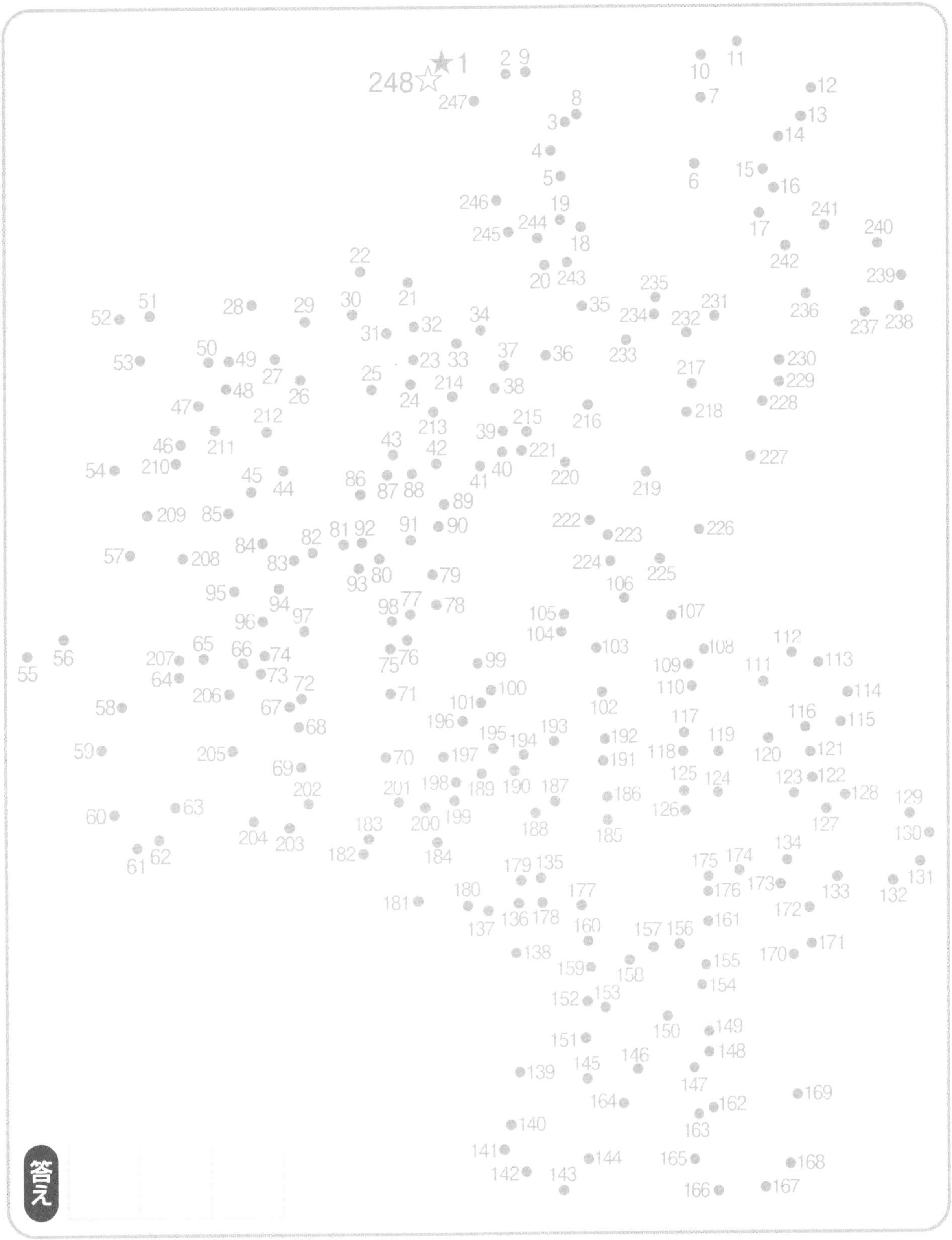

※解答は84ﾍﾟｰｼﾞをご覧ください

8日目 漢字連想クイズ

実践日

月　日

難易度❸★★★☆☆

❶～⑳にあるカタカナは、ある言葉から1文字抜いて○に置き換えてバラバラに並べたものです。足りない1文字を補ったうえで、正しく並べて漢字でカッコ内に書いてください。下の言葉は答えのヒントです。

❶ ヤオヒユ○メ

（　　　　）

アンデルセン　チューリップ
ツバメ　王子様

❷ ンキョマ○ウ

（　　　　）

ぬり絵　ビーズ
光　筒

❸ クオショイクヤ○リョサ

（　　　　）

βカロテン　350グラム
美肌効果　食物繊維

❹ ウ○ドモジョキ

（　　　　）

厚い　調理道具
紀元前　多様な模様

❺ ウイショ○イタ

（　　　　）

ドレス　劇団
派手　裁縫

❻ ツンクセ○オン

（　　　　）

群馬県　一度はおいで
湯畑　旅行

❼ バザワキタ○ン

（　　　　）

南総里見八犬伝　職業作家
葛飾北斎　曲亭

❽ ヅウジャ○ンチョケ

（　　　　）

高額納税者　富豪
ベスト10　イーロン・マスク

❾ ククキョクウショ○ジャ

（　　　　）

野生の掟　食物連鎖
捕食行動　生存競争

❿ クツウ○シキョイウ

（　　　　）

自宅学習　大人
資格　趣味

解答　❶親指姫、❷万華鏡、❸緑黄色野菜、❹縄文土器、❺舞台衣装、❻草津温泉、❼滝沢馬琴、❽長者番付、❾弱肉強食、❿通信教育

脳活ポイント

情報処理能力と洞察力が根づく

文字を全体に眺めたときに、答えが浮かび上がってくるようなら、情報処理能力と洞察力がかなり鍛えられています。わからなければ、想起力を刺激する厳選された言葉のヒントを活用してください。

目標時間

50代まで	60代	70代以上
15分	25分	30分

正答数 ／20問　かかった時間 分

⑪ ラタ○ネブ

(　　　　　)

七福神　初夢
新年の季語　枕の下

⑫ コオイモ○ノ

(　　　　　)

遣隋使　日出ずる処の天子
日本書紀　華道の祖

⑬ クノタガ○ヒャリ

(　　　　　)

怪談　ろうそく
新月の夜　森鷗外

⑭ ンコンケシウ○ン

(　　　　　)

定期　会社
結果　問診

⑮ ○ケサン

(　　　　　)

有田焼　ミカン
葉隠　吉野ヶ里遺跡

⑯ キセ○ラハ

(　　　　　)

天下分け目　東軍勝利
岐阜県　小早川秀秋

⑰ ジュ○シツ

(　　　　　)

ネコ　民話・神話
タロット　杖

⑱ メジョセン○

(　　　　　)

歯ブラシ　鏡台
石けん　水まわり

⑲ ンゲミショ○キ

(　　　　　)

食品　未開封
品質維持　衛生的

⑳ トコハ○バ

(　　　　　)

贈り物　秘めたメッセージ
ラトゥール　バラは「愛」

解答 ⑪宝船、⑫小野妹子、⑬百物語、⑭健康診断、⑮佐賀県、⑯関ヶ原、⑰魔術師、⑱洗面所、⑲賞味期限、⑳花言葉

9日目 漢字熟語しりとり

実践日

月　日

難易度5 ★★★★★

７つの漢字を使い、二字熟語をしりとりで作ります。できた二字熟語の右側の漢字が、次の二字熟語の左側の漢字になります。答えの最初と最後の漢字は１度しか使いません。うまくつながるように埋めてください。

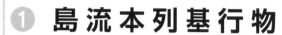

❶ 島 流 本 列 基 行 物

基

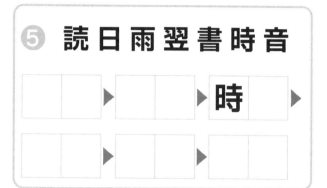

❷ 観 薬 美 局 甘 劇 所

甘

❸ 子 昨 新 宝 今 妻 更

昨

❹ 頭 戸 投 星 口 網 金

投

❺ 読 日 雨 翌 書 時 音

時

❻ 分 天 究 寒 研 気 極

極

❼ 現 験 家 画 実 計 出

家

❽ 動 尾 宣 語 行 言 悸

語

解答

❶基本→本物→物流→流行→行列→列島、❷甘美→美観→観劇→劇薬→薬局→局所、
❸昨今→今更→更新→新妻→妻子→子宝、❹投網→網戸→戸口→口頭→頭金→金星、
❺翌日→日時→時雨→雨音→音読→読書、❻研究→究極→極寒→寒天→天気→気分、
❼計画→画家→家出→出現→現実→実験、❽宣言→言語→語尾→尾行→行動→動悸

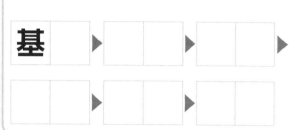

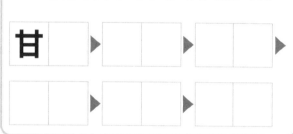

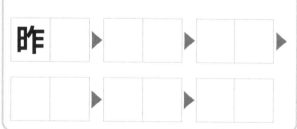

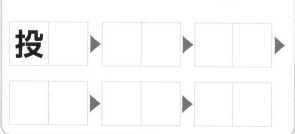

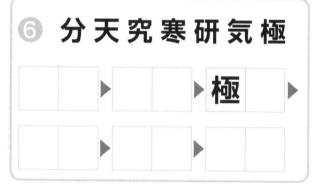

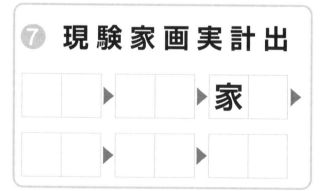

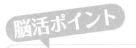

脳活ポイント

言語中枢を一段と磨く!

熟語をしりとりのようにつなげて並べることで、言語中枢である側頭葉を活性化させる効果が期待できます。また、想起力と洞察力、情報処理力も大いに鍛えられます。

目標時間

50代まで	60代	70代以上
30分	45分	60分

正答数 ／16問　かかった時間 分

⑨ 表 巻 礼 代 圧 敬 末

圧

⑩ 用 論 命 所 専 持 名

専

⑪ 解 道 鋼 理 辞 鉄 答

鋼

⑫ 察 目 恵 視 卵 知 白

卵

⑬ 多 実 経 弁 写 当 過

経

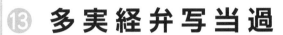

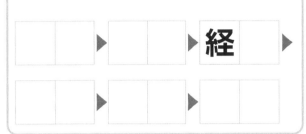

⑭ 手 島 話 隔 国 離 歌

島

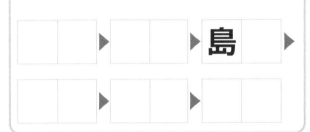

⑮ 脂 気 石 空 軽 油 青

気

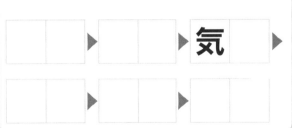

⑯ 校 直 奪 転 争 正 回

回

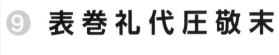

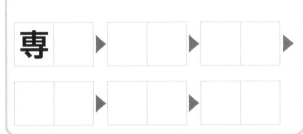

解答
⑨圧巻→巻末→末代→代表→表敬→敬礼、⑩専用→用命→命名→名所→所持→持論、
⑪鋼鉄→鉄道→道理→理解→解答→答辞、⑫卵白→白目→目視→視察→察知→知恵、
⑬実写→写経→経過→過多→多弁→弁当、⑭隔離→離島→島国→国歌→歌手→手話、
⑮青空→空気→気軽→軽石→石油→油脂、⑯争奪→奪回→回転→転校→校正→正直

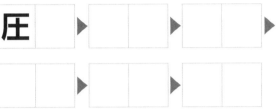

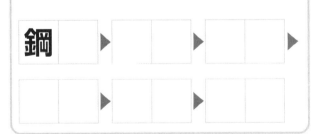

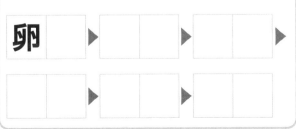

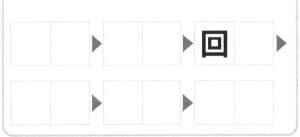

10日目 意味から熟語探し

実践日　　月　　日

難易度4★★★★☆

A～Dは、①～⑦の問題で構成されています。①～⑦の説明を読み、それがどんな三字熟語、もしくは四字熟語を示すか、推測してください。リスト部分にある7つの漢字は①～⑦に1つずつ用います。

A

Aのリスト　息　重　線　乾　新　福　棒

① 日本独特の楽器　□味□

② 歯列不正だが、魅力の一種とされる　□□歯

③ 恵比寿や大黒天などの神様　□□神

④ 病気が1つくらいあるほうが長生き　□病□□

⑤ ささいなことをおおげさにいうこと　□小□□

⑥ 肌を乾いたタオルでこする健康法　□□□擦

⑦ 西洋医学書を翻訳してできた解剖学書　解□□□

B

Bのリスト　出　寄　攻　柱　返　万　熱

① 茶席や水屋などが備わる別棟の茶室　□□屋

② 情熱があり、感動しやすい男子　□血□

③ 家族なら経済面・精神面を支える中心　大□□

④ 成果を上げて悪い評判をぬぐいさる　□名□□

⑤ 承知させるのが非常に困難なこと　□□不□

⑥ 投票したばかりの人へのアンケート　□□調□

⑦ ニュートンが発見した物体間にある力　□□□力

解答
A ①三味線、②八重歯、③七福神、④一病息災、⑤針小棒大、⑥乾布摩擦、⑦解体新書
B ①数寄屋、②熱血漢、③大黒柱、④汚名返上、⑤難攻不落、⑥出口調査、⑦万有引力

脳活ポイント

記憶中枢の海馬を若返らせる

各問から連想されるものを具体的に脳裏に描く作業が、想像力を強化します。同時に三字熟語、四字熟語を想起する訓練になるので、記憶中枢である海馬が刺激され、脳を若く保つ効果が期待できます。

目標時間

50代まで	60代	70代以上
20分	25分	35分

正答数　／28問　　かかった時間　分

C

Cのリスト　暮　資　新　中　多　命　梅

1. 何かを行うときのためのお金　□□金
2. めでたいものを3つ合わせたもの　松□□
3. 賛成者の多い意見に従って決めること　□□決
4. 古いものを研究し、新しいものを得る　□故□□
5. 命令や政令がすぐ変更されること　□令□□
6. 冬に海や川で泳ぐこと　□□水□
7. イギリスから始まった経済発展　産□□□

D

Dのリスト　子　尽　天　早　能　向　閑

1. よく確かめずにわかった気になること　□合□
2. うまくいくと考え、心配しない人　□□家
3. 江戸時代、庶民の子供の教育機関　□□屋
4. 犯罪者たちをまとめて捕まえること　一□□□
5. それはさておき　□□休□
6. 道に迷いやすい人のこと　□□□痴
7. 動物や昆虫が巣に戻ろうとする力　□巣□□

解答　C ①軍資金、②松竹梅、③多数決、④温故知新、⑤朝令暮改、⑥寒中水泳、⑦産業革命
D ①早合点、②楽天家、③寺子屋、④一網打尽、⑤閑話休題、⑥方向音痴、⑦帰巣本能

11日目 熟語足し算パズル

実践日

月　日

難易度③★★★☆☆

各問題に、二字熟語の漢字がそれぞれ２分割した形で並んでいます。分割した二字の漢字を組み合わせ、元の二字熟語を解答欄に書き入れてください。問題に書き込まず、頭の中で組み合わせて考えましょう。

① 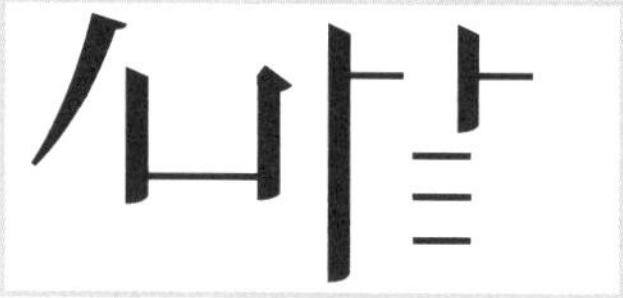 ＋ 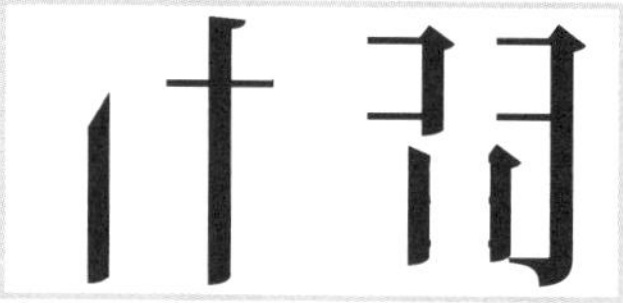 ＝

② 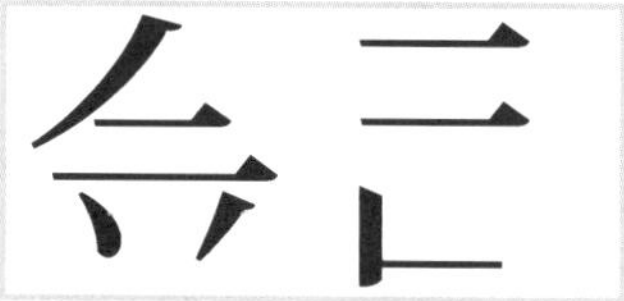 ＋ 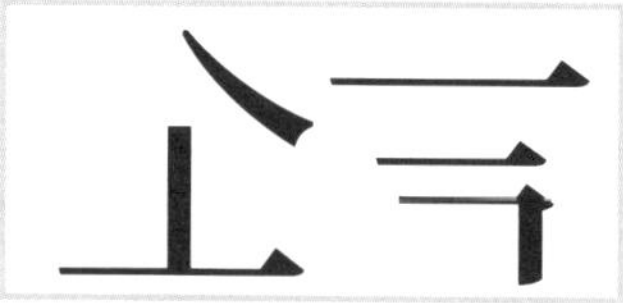 ＝

③ 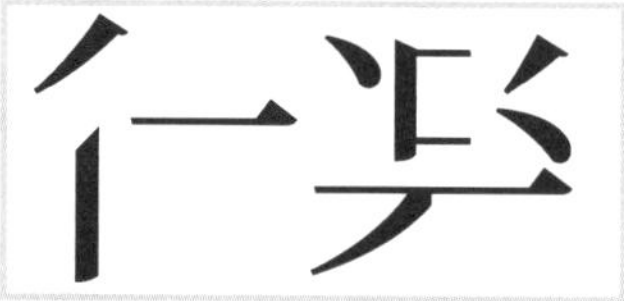 ＋ 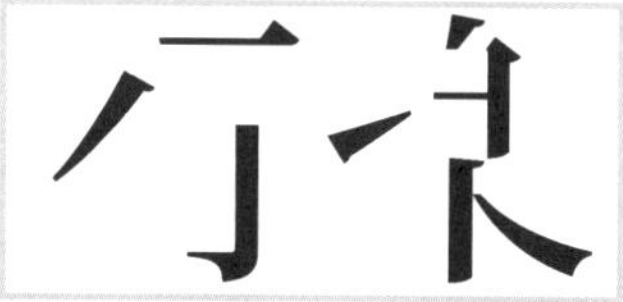 ＝

④ 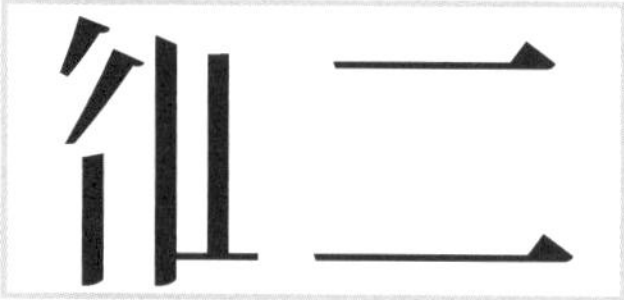 ＋ 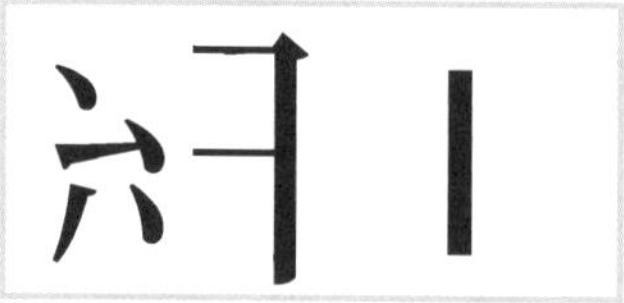 ＝

⑤ 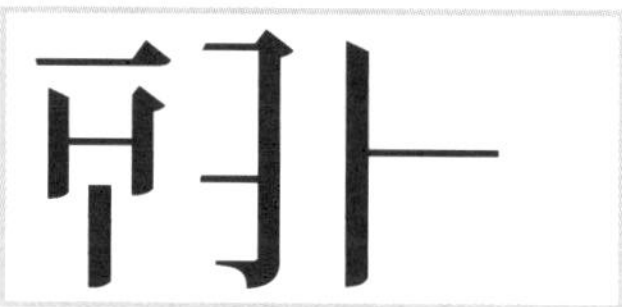 ＋ 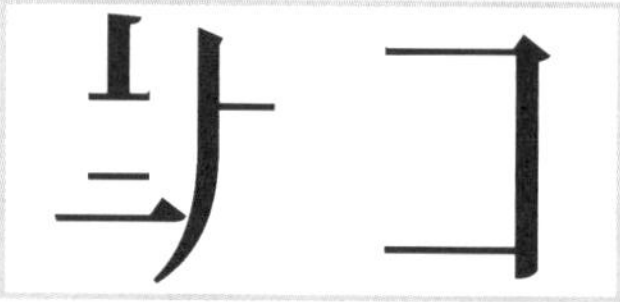 ＝

⑥ 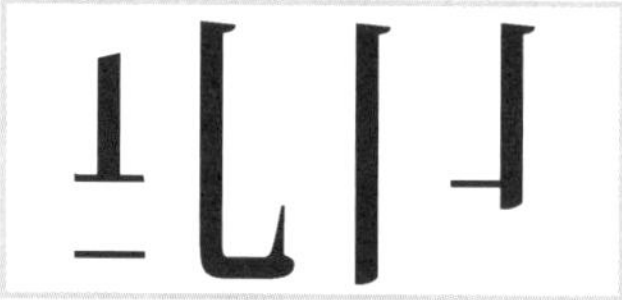 ＋ 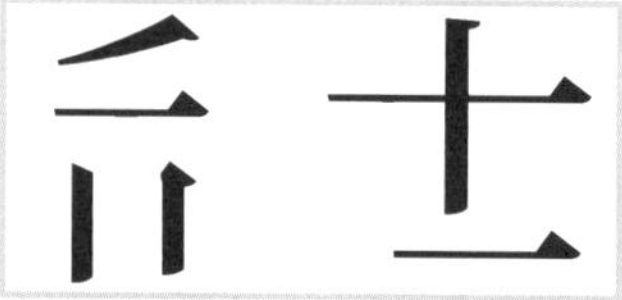 ＝

⑦ 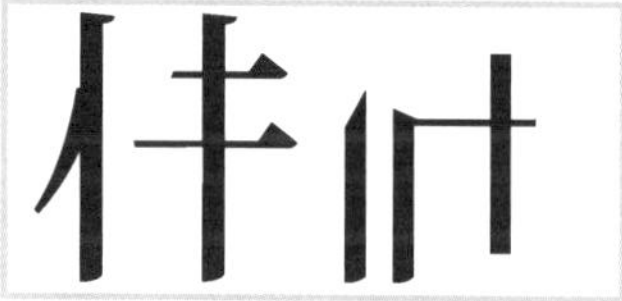 ＋ 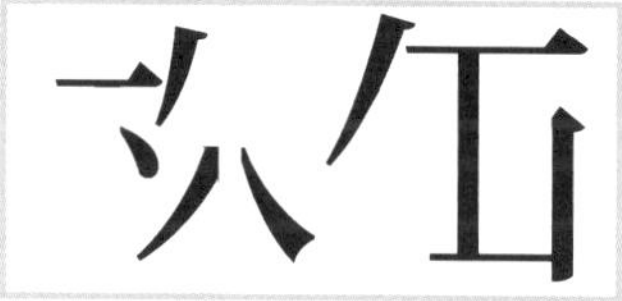 ＝

⑧ 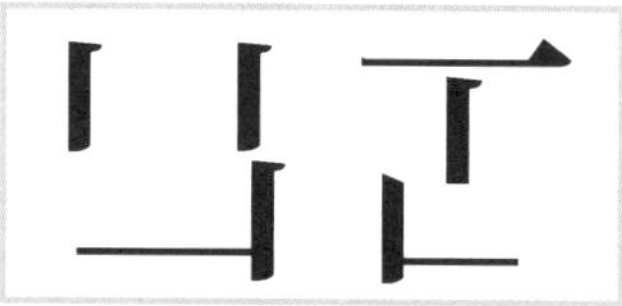 ＋ 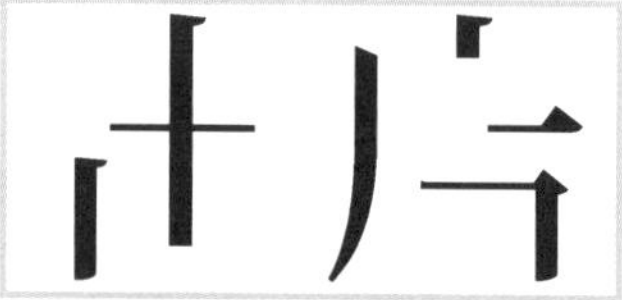 ＝

解答 ①仲間、②金言、③行楽、④細工、⑤朝日、⑥乱世、⑦株価、⑧出店

脳活ポイント

空間認知力が磨かれる

分割された漢字を絵としてとらえ組み合わせるため、空間認知力が大いに刺激されます。また、それぞれの形を一時的に覚えておく記憶力も強まります。最終的に想像力を駆使して答えを導く複雑な問題です。

目標時間

50代まで	60代	70代以上
15分	25分	30分

正答数 ／16問

かかった時間 分

⑨ 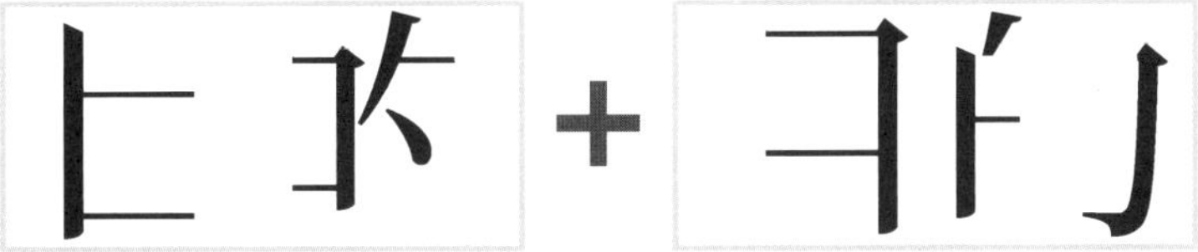 ＝

⑩ 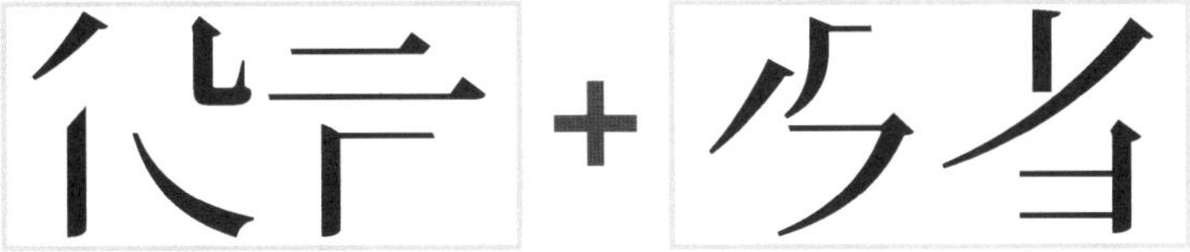 ＝

⑪ 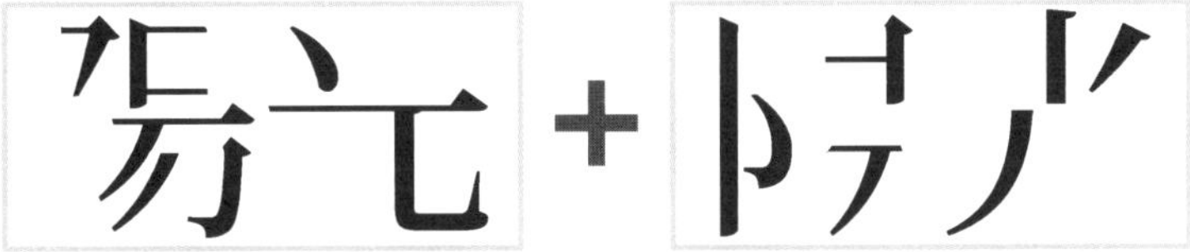 ＝

⑫ 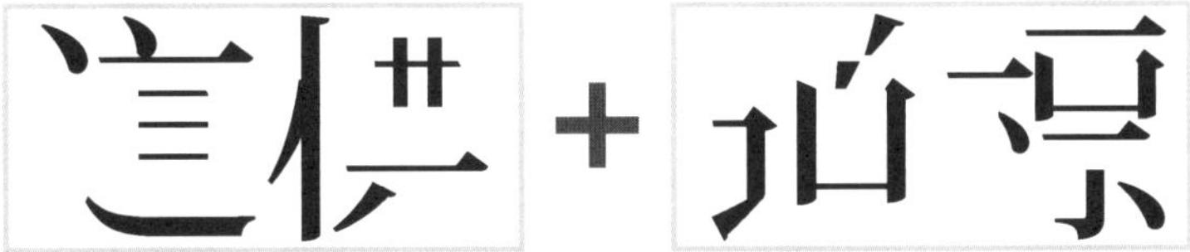 ＝

⑬ 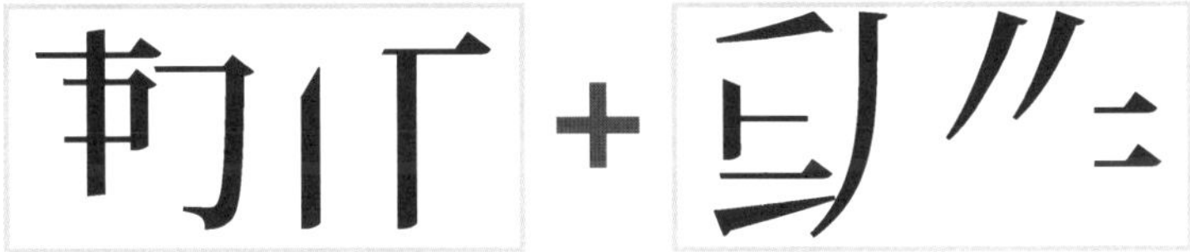 ＝

⑭ 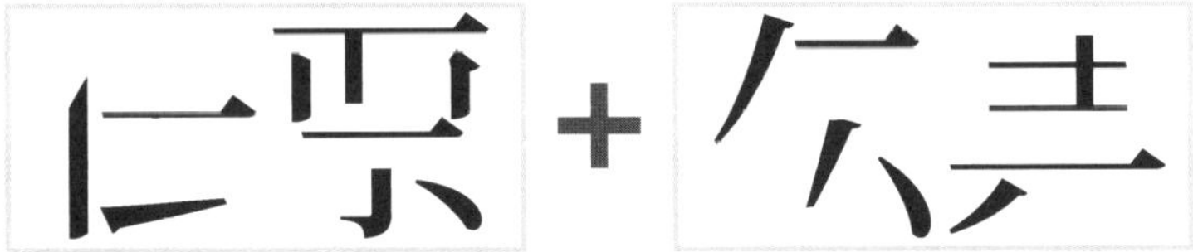 ＝

⑮ 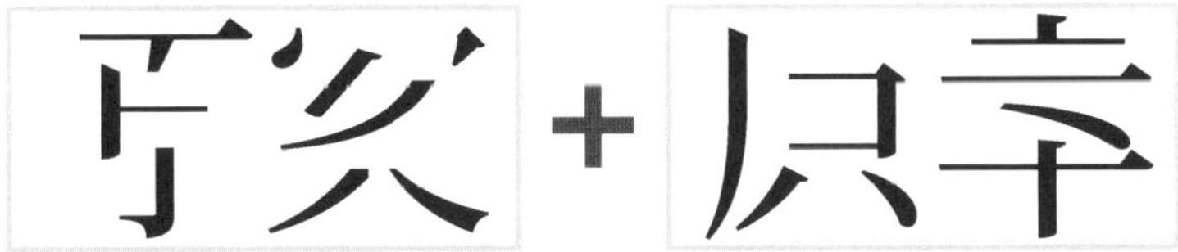 ＝

⑯ 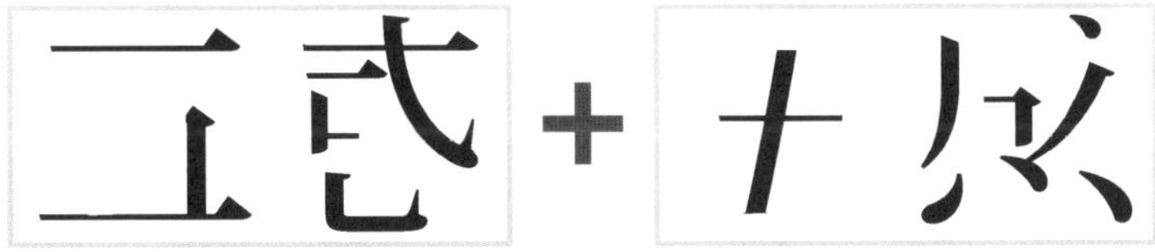 ＝

解答 ⑨目的、⑩役者、⑪陽光、⑫道標、⑬動作、⑭伝票、⑮原素、⑯五感

12日目 二字熟語クロス

実践日

月　日

難易度④★★★★☆

下のリストから、上下左右にある漢字と組み合わせて二字熟語を４つ作れる漢字を選び、中央のマスに記入します。ページごとに16問すべて解いたら、リストに残った４字の漢字から四字熟語を作ってください。

①
	白	
品		標
	玉	

②
	木	
青		介
	肉	

③
	鶏	
生		巣
	酒	

④
	知	
拝		物
	学	

⑤
	黄	
高		嵐
	糖	

⑥
	聖	
闇		中
	行	

⑦
	使	
適		所
	者	

⑧
	遠	
蛇		跡
	軽	

⑨
	牛	
竹		車
	券	

⑩
	本	
空		候
	球	

⑪
	胆	
落		仏
	碑	

⑫
	寝	
試		器
	事	

⑬
	長	
台		得
	見	

⑭
	還	
胸		気
	手	

⑮
	薄	
珍		方
	覚	

⑯
	脱	
冷		鳥
	泳	

①〜⑯のリスト

足　味　石　馬　気　魚　貫
初　所　食　砂　卵　徹　見
水　志　目　元　役　夜

⑰ 四字熟語の答え

答え

解答
①目、②魚、③卵、④見、⑤砂、⑥夜、⑦役、⑧足、⑨馬、⑩気、⑪石、⑫食、⑬所、⑭元、⑮味、⑯水、⑰＜四字熟語の答え＞初志貫徹

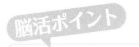

脳活ポイント

思考力と想起力を磨く！

４つの二字熟語に共通する漢字を探すのに必要な思考力や想像力・洞察力や、漢字を思い出す想起力が養われると考えられます。また、漢字力や語彙力を向上させる効果も期待できるでしょう。

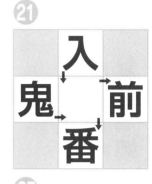

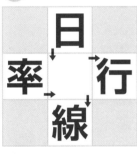

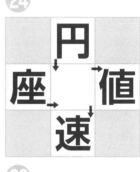

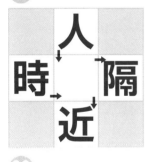

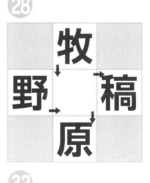

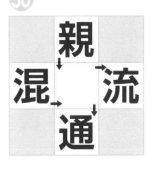

目標時間

50代まで	60代	70代以上
25分	35分	45分

正答数　／34問　　かかった時間　分

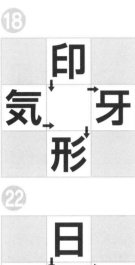

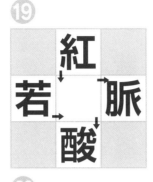

⑱
上：印　左：気　右：牙　下：形

⑲
上：紅　左：若　右：脈　下：酸

⑳
上：娯　左：行　右：園　下：曲

㉑
上：入　左：鬼　右：前　下：番

㉒
上：日　左：率　右：行　下：線

㉓
上：受　左：脚　右：意　下：文

㉔
上：円　左：座　右：値　下：速

㉕
上：団　左：凍　右：果　下：束

㉖
上：人　左：時　右：隔　下：近

㉗
上：出　左：啓　右：見　下：育

㉘
上：牧　左：野　右：稿　下：原

㉙
上：喫　左：煎　右：色　下：碗

㉚
上：親　左：混　右：流　下：通

㉛
上：感　左：抵　右：診　下：角

㉜
上：的　左：集　右：心　下：間

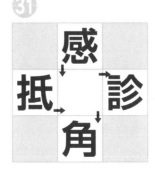

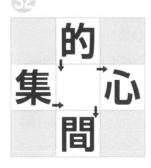

㉝
上：全　左：展　右：催　下：放

⑱〜㉝のリスト

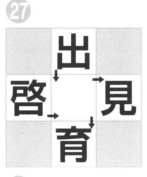

間　開　象　触　換　草　結
交　直　方　高　楽　茶　注
転　中　葉　発　向　門

㉞ 四字熟語の答え

答え：□□□□

解答
⑱象、⑲葉、⑳楽、㉑門、㉒直、㉓注、㉔高、㉕結、㉖間、㉗発、㉘草、
㉙茶、㉚交、㉛触、㉜中、㉝開、㉞＜四字熟語の答え＞方向転換

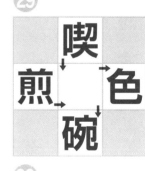

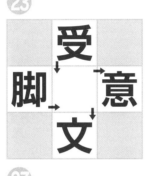

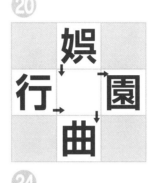

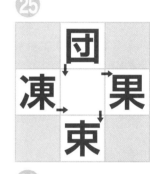

13日目 片づけ四字熟語

実践日

月　日

難易度③★★★☆☆

解答欄の外側にある16個の漢字を、それぞれの矢印の進行方向にある４つのマスのいずれかに入れて、①～④の４つの四字熟語を作ってください。４つの四字熟語がすべて埋まったら正解です。

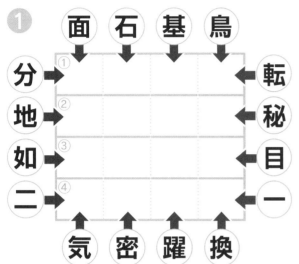

❶

上：面　石　碁　鳥

左：分（①）　地（②）　如（③）　二（④）

右：転（①）　秘（②）　目（③）　一（④）

下：気　密　躍　換

❷

上：問　士　美　決

左：断（①）　人（②）　協（③）　用（④）

右：即（①）　方（②）　紳（③）　無（④）

下：八　答　即　定

❸

上：立　往　予　敵

左：右（①）　身（②）　大（③）　報（④）

右：左（①）　世（②）　油（③）　気（④）

下：天　断　出　往

❹

上：他　日　和　壁

左：絶（①）　願（②）　下（③）　協（④）

右：断（①）　力（②）　天（③）　不（④）

下：三　崖　本　音

❺

上：古　突　置　進

左：野（①）　県（②）　西（③）　猛（④）

右：高（①）　藩（②）　今（③）　猪（④）

下：廃　校　東　球

❻

上：一　義　暗　分

左：会（①）　結（②）　鬼（③）　名（④）

右：明（①）　致（②）　心（③）　大（④）

下：疑　朗　団　計

解答　❶①気分転換、②秘密基地、③面目躍如、④一石二鳥、❷①即断即決、②八方美人、③紳士協定、④問答無用、❸①右往左往、②立身出世、③油断大敵、④天気予報、❹①断崖絶壁、②他力本願、③三日天下、④不協和音、❺①高校野球、②廃藩置県、③古今東西、④猪突猛進、❻①明朗会計、②一致団結、③疑心暗鬼、④大義名分

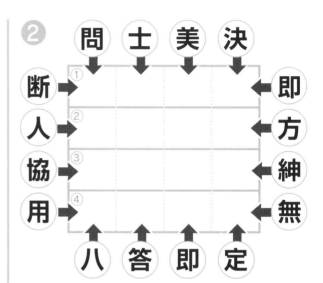

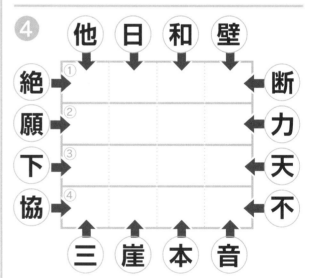

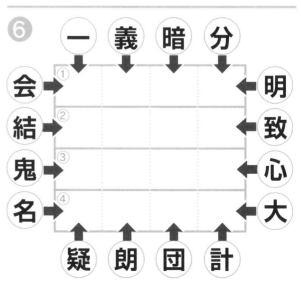

脳活ポイント

思考力と判断力を鍛錬する

まず、どんな四字熟語になるか見当をつけるのに、想起力が働きます。次に、どのように文字を組めばマスがきれいに埋まるかを考える、思考力と判断力が継続して使われます。12問解くのに集中力も必要。

目標時間

50代まで	60代	70代以上
25分	30分	40分

正答数　　かかった時間

／12問　　分

7

上：品　光　明　正
左：対（①）　方（②）　媚（③）　投（④）
右：争（①）　行（②）　風（③）　意（④）
下：戦　気　反　合

8

上：時　転　無　化
左：開（①）　直（②）　誤（③）　顔（④）
右：文（①）　急（②）　代（③）　恥（④）
下：厚　明　錯　下

9

上：歓　戦　迎　路
左：闘（①）　奉（②）　送（③）　線（④）
右：苦（①）　大（②）　会（③）　幹（④）
下：悪　政　道　還

10

上：百　進　愛　主
左：護（①）　磨（②）　坊（③）　気（④）
右：物（①）　戦（②）　三（③）　新（④）
下：動　日　錬　鋭

11

上：切　意　無　別
左：磨（①）　思（②）　周（③）　真（④）
右：琢（①）　慮（②）　用（③）　垢（④）
下：純　磋　分　到

12

上：天　果　黙　晰
左：考（①）　明（②）　漫（③）　応（④）
右：沈（①）　脳（②）　真（③）　因（④）
下：頭　思　爛　報

解答
7 ①戦争反対、②品行方正、③風光明媚、④意気投合、8 ①文明開化、②急転直下、③時代錯誤、④厚顔無恥、
9 ①悪戦苦闘、②大政奉還、③歓送迎会、④幹線道路、10 ①動物愛護、②百戦錬磨、③三日坊主、④新進気鋭、
11 ①切磋琢磨、②思慮分別、③用意周到、④純真無垢、12 ①沈思黙考、②頭脳明晰、③天真爛漫、④因果応報

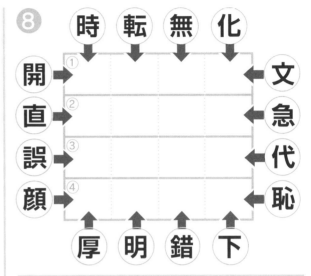

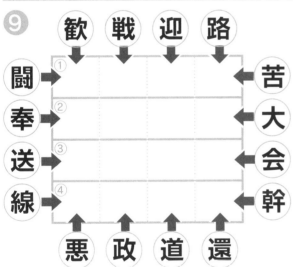

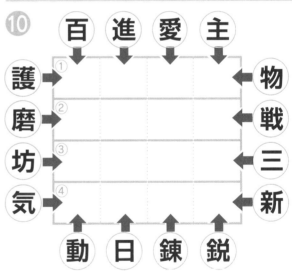

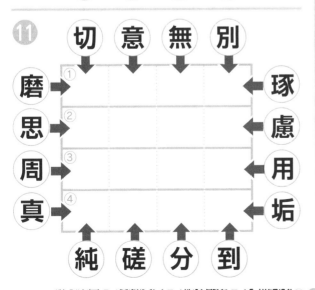

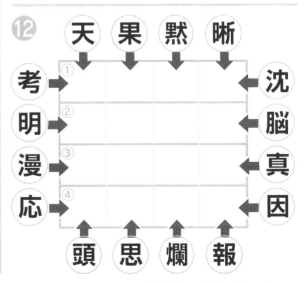

14日目 迷路で言葉クイズ

実践日

月　日

難易度5★★★★★

各マスに書かれたひらがながそれぞれつながって１つの文章になるよう、■のマスを除くすべてのマスを１度だけ通ってスタートからゴールに向かいます。できあがった文章が示す漢字２字を答えてください。

❶

スタート▼（左上「ゆ」）

ゆ	ん	ぶ	つ
う	び	■	に
か	お	る	は
ね	り	の	か
が	わ	■	み

▼ゴール（右下「み」）

答え □□

❷

スタート▼（左上「ほ」）

ほ	る	た	め
こ	す	う	の
う	■	こ	ど
し	■	う	う
ゃ	が	つ	ろ

▼ゴール（右下「ろ」）

答え □□

❸

スタート▼（上段「ち」）

か	あ	ち	き
る	に	う	ゅ
さ	し	て	い
を	ら	■	る
も	た	し	ほ

▼ゴール（下段「し」）

答え □□

❹

スタート▼（上段「は」）

の	き	は	れ
じ	い	く	や
ょ	た	も	り
う	す	わ	で
た	い	ら	あ

▼ゴール（下段「い」）

答え □□

解答 ❶切手(ゆうびんぶつにはるおかねがわりのかみ)、❷歩道(ほこうしゃがつうこうするためのどうろ)、❸太陽(ちきゅうにあかるさをもたらしているほし)、❹天気(はれやくもりであらわすたいきのじょうたい)

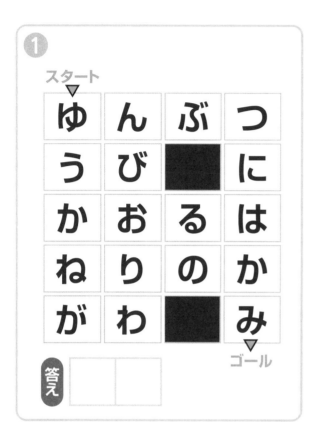

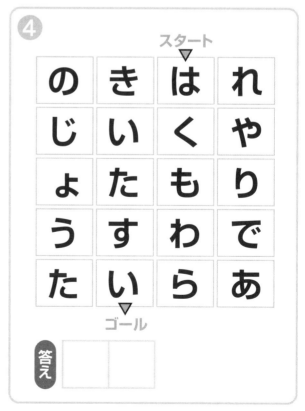

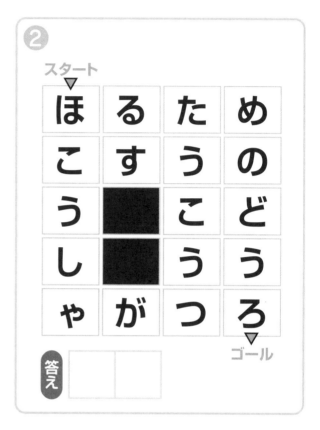

脳活ポイント

読解力が試され強まる

ひらがなで何が書かれているかを認識しながら進んでいくのに、読解力が必要になります。加えて、うまく文がつながるようにするにはどうすればいいのか、限られた時間内での思考力が試されます。

目標時間

50代まで	60代	70代以上
30分	40分	50分

正答数 ／8問　かかった時間 分

5

スタート（と）

お	と	る	ひ
く	に	い	と
ど	る	■	と
う	す	な	は
ぐ	を	し	■

ゴール（ぐ）

答え □□

6

スタート（ち）

を	ら	か	ち
う	■	ち	ぢ
み	だ	で	ん
か	す	そ	し
ら	だ	の	き

ゴール（き）

答え □□

7

スタート（ろ）

ろ	■	ら	わ
う	ど	は	れ
の	う	し	る
み	り	で	お
か	え	ね	か

ゴール（ね）

答え □□

8

スタート（お）

い	か	だ	お
ゆ	つ	の	ぶ
う	が	が	な
め	な	っ	た
い	に	き	ぶ

ゴール（き）

答え □□

解答 ⑤電話（とおくにいるひととはなしをするどうぐ）、⑥筋肉（ちぢんでちからをうみだすからだのそしき）、⑦給料または賃金（ろうどうのみかえりでしはらわれるおかね）、⑧鉄砲（おだのぶながががつかいゆうめいになったぶき）

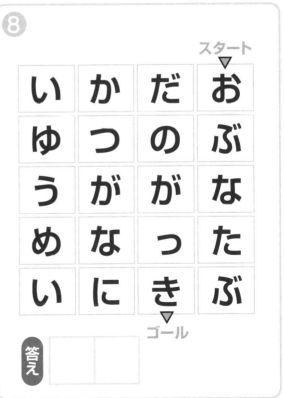

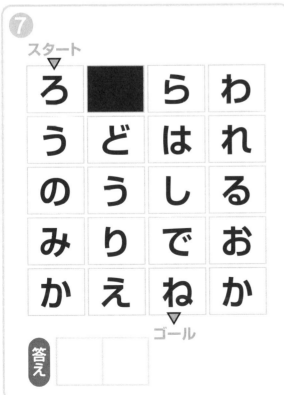

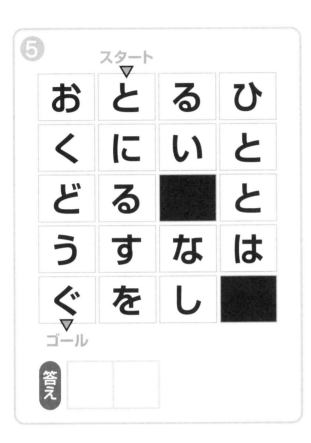

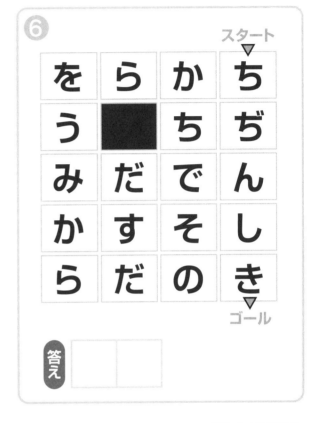

15日目 漢字ジグザグクロス

実践日

月　日

難易度5★★★★★

リストの熟語を使って空白のマスを埋め、A～D、E～Hのマスの漢字で四字熟語を作ってください。各熟語の1文字めは数字のマスに、2文字め以降は1つ前の文字と上下左右に隣接するマスに入ります。

●例題

※解答は85ページをご覧ください

1 国		2 荘	
4 滅			
5 日			3 民

リスト

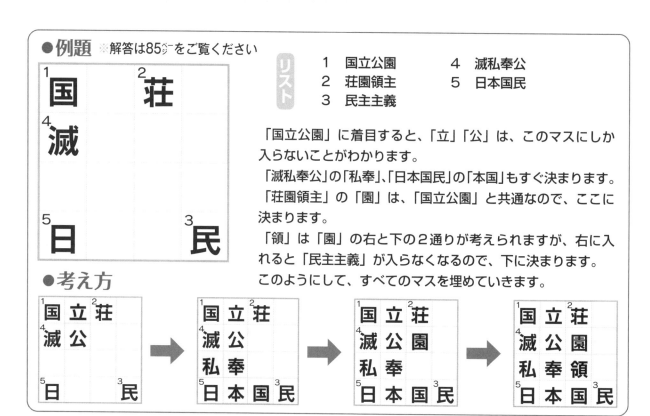

1　国立公園
2　荘園領主
3　民主主義
4　滅私奉公
5　日本国民

「国立公園」に着目すると、「立」「公」は、このマスにしか入らないことがわかります。

「滅私奉公」の「私奉」、「日本国民」の「本国」もすぐ決まります。

「荘園領主」の「園」は、「国立公園」と共通なので、ここに決まります。

「領」は「園」の右と下の2通りが考えられますが、右に入れると「民主主義」が入らなくなるので、下に決まります。

このようにして、すべてのマスを埋めていきます。

●考え方

1 国	立	2 荘	
4 滅	公		
5 日			3 民

→

1 国	立	2 荘	
4 滅	公		
私	奉		
5 日	本	国	3 民

→

1 国	立	2 荘	
4 滅	公	園	
私	奉		
5 日	本	国	3 民

→

1 国	立	2 荘	
4 滅	公	園	
私	奉	領	
5 日	本	国	3 民

1

答え

A	B	C	D

1 小	2 一	3 業		4 二	D			5 総
	6 生			7 令		8 人		
9 養		10 真			11 象			
	12 細		13 進				14 居	
15 画		16 高				17 京		
	18 点			19 深		A	20 保	
21 統		22 過		23 音			24 論	
C	25 雲		26 数	27 新				
					28 紙			B

リスト

1　小学生
2　一生懸命
3　業務命令
4　二転三転
5　総支配人
6　生殖細胞
7　令夫人
8　人形芝居
9　養殖真珠
10　真実一路
11　象形文字
12　細密画
13　進路変更
14　居留守
15　画竜点睛
16　高速道路
17　京都守護
18　点眼薬
19　深層心理
20　保護貿易
21　統一戦線
22　過半数
23　音楽理論
24　論説委員
25　雲煙過眼
26　数寄屋
27　新聞紙
28　紙飛行機

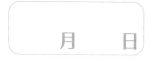

脳活ポイント

語彙力と直感力を圧倒的に強化!

数十個の三字熟語・四字熟語が用いられているので、語彙力の鍛錬に役立つとともに、直感力・判断力・思考力が圧倒的に強化されます。初めてだと難しく感じますが、解き方がわかるととても面白いパズルです。

目標時間

50代まで	60代	70代以上
30分	40分	50分

正答数 　　/2問

かかった時間 　　分

②

答え

A	B	C	D	E	F	G	H

1 熟	D	2 公		3 呉				4 棲		5 赤			6 和		
7 即				8 付			9 寒				10 火		11 放		
12 昆				13 熱	14 国				A	15 降		E	16 無		
			17 雨		18 白		19 無	20 永	21 国			22 事			23 策
24 登				25 特			26 孝	C		27 野			28 蜜		B
		29 物	30 下						31 債	32 前	G			33 農	
	34 理			35 加	F	36 通			37 科				38 期		39 安
		40 四			41 地				42 模			43 人			
44 能	45 自				46 赤		47 過	48 陰			49 多			50 数	
		51 結	52 凍					53 北	54 三		55 引				
			56 炎		57 黒				H				58 合		

リスト

1 熟慮断行
2 公衆衛生
3 呉越同舟
4 棲息水深
5 赤色巨星
6 和平工作
7 即断即決
8 付和雷同
9 寒中水泳
10 火星人
11 放送作家
12 毘沙門天
13 熱帯雨林
14 国会中継
15 降格人事
16 無為無策
17 雨天決行
18 白拍子
19 無我夢中
20 永遠公債
21 国家資格
22 事実無根
23 策謀家
24 登場人物
25 特殊加工
26 孝行息子
27 野良仕事
28 蜜柑農家
29 物物交換
30 下水処理
31 債務超過
32 前衛芸術
33 農閑期
34 理解不能
35 加水分解
36 通過儀礼
37 科学技術
38 期間限定
39 安定多数
40 四分休符
41 地球儀
42 模範演技
43 人間模様
44 能動態
45 自然解凍
46 赤血球
47 過剰適応
48 陰謀論者
49 多種多様
50 数直線
51 結膜炎
52 凍結乾燥
53 北極星
54 三者凡退
55 引退試合
56 炎症反応
57 黒鉛電極
58 合気道

※解答は85ページをご覧ください

16日目

熟語テトリス

実践日

月　日

難易度4★★★★☆

縦、横にある漢字と組み合わせると、二字熟語、三字熟語、四字熟語ができるように、リストの中から漢字を選んで空欄に書き入れてください。すべてのマスが正しく埋められたら正解です。

①

明		■		
	月		風	
座	■	中	■	津
面		途		々
■			品	■

リスト　前　日　味　夜　洋　興　史　上　新　星

②

鋼	■	特		■
	分		名	
工		■		楽
	■		列	■
有		人		影

リスト　鉄　島　同　別　無　業　行　所　声　大

③

	開		紅	
共	■	裏	■	昼
			通	
門	番	■		灯
■		空		■

リスト　星　電　同　白　方　一　気　公　口　行

④

毎		常		薬
■	新		■	代
注		化		
		■	争	■
■	鋭			字

リスト　備　利　理　緑　論　意　気　進　点　日

脳活ポイント

前頭葉ががぜん活性化

複数の漢字と組み合わせて熟語を作るため、記憶力や想起力を磨く優れた訓練になります。また、問題は集中して取り組めるよう工夫を凝らしてあるので、前頭葉の活性化も大いに期待できるでしょう。

目標時間

50代まで	60代	70代以上
30分	40分	50分

正答数 　　　　かかった時間

／8問　　　　分

⑤

平	手	■	不	
		反		転
■	続		明	
	編	■		者
■			室	■

リスト　相　短　動　発　面
　　　　運　王　会　記　集

⑥

■	試		■	末
錬		術		
薬	石	■	事	■
		温		熱
場	■			

リスト　室　情　弟　風　浴
　　　　気　金　景　算　師

⑦

■	公	■	適	当
和		安		
	熱		■	
散	■			園
	溶		■	児

リスト　水　性　代　入　平
　　　　解　根　菜　時　心

⑧

一		■	前	提
	位		■	
■	磁	■		和
指			本	
	■	秋		■

リスト　置　定　日　方　輪
　　　　音　唱　針　晴　千

※解答は86ﾍﾟｰｼﾞをご覧ください

17日目 四字熟語あみだ

実践日

月　日

難易度⑤★★★★★

上下の二字熟語を組み合わせて正しい四字熟語ができるように、各問の指示に従って番号の点線部に横線を入れ、あみだくじを完成させてください。横線２本を一直線につなげることはできません。

❶ 答えとなる線は3本です。

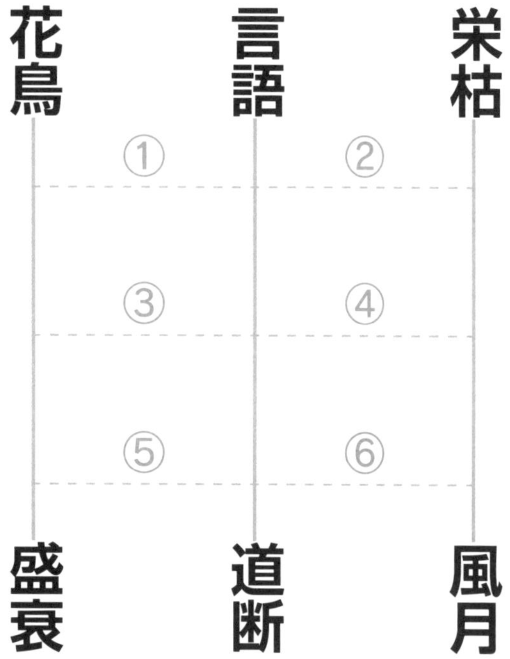

❷ 答えとなる線は2本です。

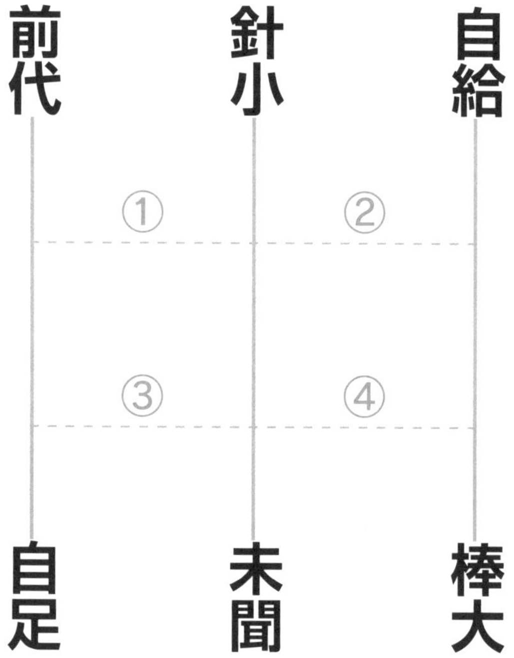

❸ 答えとなる線は4本です。

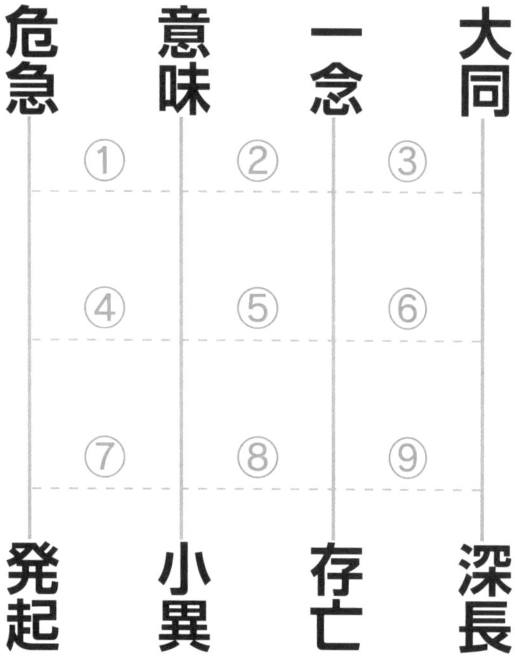

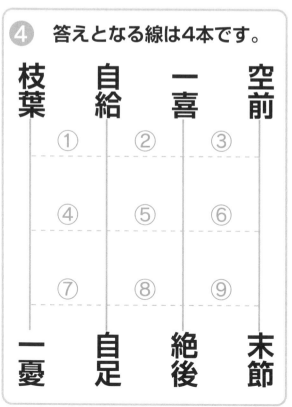

❹ 答えとなる線は4本です。

解答 ❶1 4 5または2 3 6、❷2 3、❸2 4 6 8、❹1 5 7 9

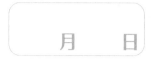

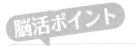

脳活ポイント

想起力に加えて洞察力もアップ

どれが当たりになるか予想のつかないあみだくじですが、ここでは上の漢字２字と、下の漢字２字をあみだくじでつなげる高度な作業になります。想起力や、あみだくじを完成させるための洞察力を鍛えます。

目標時間

50代まで	60代	70代以上
40分	50分	60分

正答数 ／8問　かかった時間 分

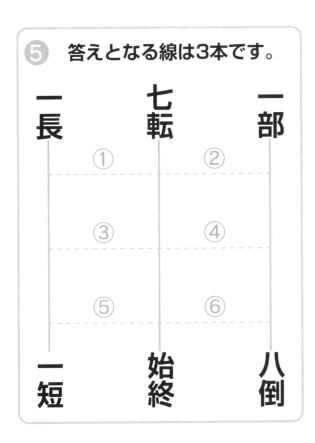

⑤ 答えとなる線は3本です。

上：一長　七転　一部

①　②

③　④

⑤　⑥

下：一短　始終　八倒

⑥ 答えとなる線は2本です。

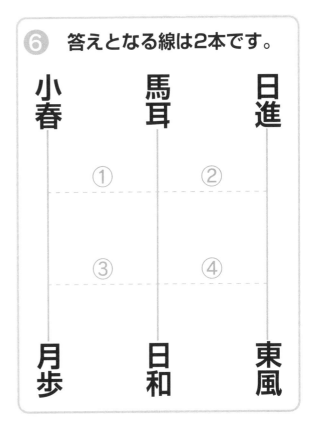

上：小春　馬耳　日進

①　②

③　④

下：月歩　日和　東風

⑦ 答えとなる線は5本です。

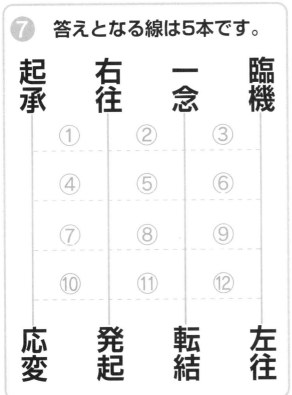

上：起承　右往　一念　臨機

①　②　③

④　⑤　⑥

⑦　⑧　⑨

⑩　⑪　⑫

下：応変　発起　転結　左往

⑧ 答えとなる線は4本です。

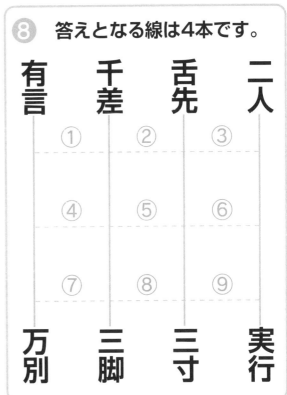

上：有言　千差　舌先　二人

①　②　③

④　⑤　⑥

⑦　⑧　⑨

下：万別　三脚　三寸　実行

解答 ⑤①③⑥または②③⑤、⑥②③、⑦③⑤⑦⑨⑪または②④⑥⑧⑩、⑧①③⑤⑨

18日目 漢字熟語組み立てパズル

実践日

月　日

難易度5★★★★★

各問題には、漢字のへんやつくり、かんむりなどの部首をバラバラにして並べてあります。これらを組み合わせて漢字を作り、解答欄の□を埋め、二字熟語、三字熟語、四字熟語を完成させてください。

二字熟語

① 月 代 田 衣

□□

② 言 売 牛 刀 角

□□

③ 木 系 県 安 心

□□

④ 女 糸 氏 士 日 口

□□

三字熟語

⑤ 白 寸 糸 道 水

□火□

⑥ 直 金 木 本

□木□

四字熟語

⑦ 了 口 王 一 耳

□人君□

⑧ 日 田 立 共

□口同□

⑨ 門 心 豆 寸 亜

□戦苦□

⑩ 目 目 心 木 田 木

□□□愛

解答 ①胃袋、②解読または読解、③懸案、④結婚、⑤導火線、⑥植木鉢、⑦聖人君子、⑧異口同音、⑨悪戦苦闘、⑩相思相愛

脳活ポイント

発想力や想像力、漢字力を養う

バラバラに並んだ漢字を上手に組み合わせるさいには、ひらめき力がものをいいます。記憶している漢字を思い出す想起力はもちろんのこと、熟語を作るさいに必要な発想力・想像力・漢字力を養います。

目標時間

50代まで	60代	70代以上
40分	50分	60分

正答数	かかった時間
/20問	分

二字熟語

⑪ 京 糸 日 色

□□

⑫ 土 力 日 寸 交

□□

⑬ 糸 長 弓 又 臣

□□

⑭ 可 欠 豆 可 矢

□□

三字熟語

⑮ 門 寸 竹 口 イ

疑□□

⑯ 寸 因 言 心 身

□□会

四字熟語

⑰ 糸 車 口 云 士

起承□□

⑱ 心 口 大 广

□果□報

⑲ 蔵 府 月 月

五□六□

⑳ 龠 夫 不 夫 言 貝 口

□□両□

解答 ⑪絶景、⑫時効、⑬緊張、⑭短歌、⑮疑問符、⑯謝恩会、⑰起承転結、⑱因果応報、⑲五臓六腑、⑳賛否両論

19日目 正しい送り仮名二択

実践日

月　日

難易度③★★★☆☆

各問、下線が引いてある部分のひらがなを漢字に直したとき、①か②のどちらかになります。送り仮名が正しくなっているほうを選び、解答欄に①か②で記入してください。

❶ 甘いものを<u>このむ</u>
①好む
②好のむ
答え

❷ 風雲急を<u>つげる</u>
①告る
②告げる
答え

❸ 子供が<u>うまれる</u>
①生る
②生まれる
答え

❹ 悔いを<u>のこす</u>
①残す
②残こす
答え

❺ <u>いざまいる</u>
①参る
②参いる
答え

❻ 会費が<u>あまる</u>
①余る
②余まる
答え

❼ 実験を<u>こころみる</u>
①試る
②試みる
答え

❽ 国を<u>おさめる</u>
①治る
②治める
答え

❾ 目標を<u>うしなう</u>
①失う
②失なう
答え

❿ お金を<u>かりる</u>
①借る
②借りる
答え

⓫ 腹を抱えて<u>わらう</u>
①笑う
②笑らう
答え

⓬ 念仏を<u>となえる</u>
①唱る
②唱える
答え

⓭ 月が夜道を<u>てらす</u>
①照す
②照らす
答え

⓮ 窮地から<u>すくう</u>
①救う
②救くう
答え

解答 ❶①、❷②、❸②、❹①、❺①、❻①、❼②、❽②、❾①、❿②、⓫①、⓬②、⓭②、⓮①

脳活ポイント

言語中枢の側頭葉を働かせる

ふだんよく目にしているはずの漢字の送り仮名ですが、正しい送り仮名を覚えているか選んでみましょう。日ごろの注意力が試されるほか、想起力が鍛えられて、言語中枢の側頭葉の働きもぐんと強まります。

目標時間

50代まで	60代	70代以上
15分	20分	30分

正答数 ／28問　かかった時間 分

⑮ 身をきよめる
① 清る
② 清める
答え

⑯ 無駄をはぶく
① 省く
② 省ぶく
答え

⑰ 気をしずめる
① 静る
② 静める
答え

⑱ 底があさい
① 浅い
② 浅さい
答え

⑲ この中からえらぶ
① 選ぶ
② 選らぶ
答え

⑳ 兄弟であらそう
① 争う
② 争らそう
答え

㉑ 契約をつづける
① 続る
② 続ける
答え

㉒ 目標にたっする
① 達る
② 達する
答え

㉓ 背がひくい
① 低い
② 低くい
答え

㉔ 情報をつたえる
① 伝る
② 伝える
答え

㉕ 生きるためにはたらく
① 働く
② 働らく
答え

㉖ サービス向上につとめる
① 努る
② 努める
答え

㉗ 罪をおかす
① 犯す
② 犯かす
答え

㉘ 機嫌をそこなう
① 損なう
② 損こなう
答え

解答 ⑮②、⑯①、⑰②、⑱①、⑲①、⑳①、㉑②、㉒②、㉓①、㉔②、㉕①、㉖②、㉗①、㉘①

20日目 漢字結びドリル

実践日

月　日

難易度④★★★★☆

各問で提示されている４つの漢字それぞれの先か後に結びつけると、２字の言葉が作れる漢字１つをリストの中から選んでください。10問すべて解いたあと、リストに残った２つの漢字で言葉を作りましょう。

①
角　交
相　換
答え

②
回　吸
納　集
答え

③
陥　補
如　出
答え

④
像　喉
教　成
答え

⑤
想　予
電　謝
答え

⑥
紹　抱
護　厄
答え

⑦
対　較
例　重
答え

⑧
立　替
車　親
答え

⑨
気　航
港　星
答え

⑩
気　時
冊　歌
答え

①〜⑩のリスト
空　感　量　介　比　収
短　両　互　音　仏　欠

→ ⑪ 余った２つの漢字でできる２字の言葉は何？
答え

解答 ❶互、❷収、❸欠、❹仏、❺感、❻介、❼比、❽両、❾空、❿短、⓫音量

脳活ポイント

直観力·発想力·思考力が強化

どの漢字をリストから選んでいくか、熟語を思い出す想起力に加えて直観力・発想力・思考力も並行して必要になります。問題数が多いので集中力も鍛えられ、日常生活でのうっかり忘れの改善が期待できます。

目標時間

50代まで	60代	70代以上
20分	30分	40分

正答数 ／22問　かかった時間 分

⑫ 利 郵 方 乗 答え

⑬ 名 源 彼 神 答え

⑭ 観 偵 警 知 答え

⑮ 破 隅 言 方 答え

⑯ 携 所 包 刀 答え

⑰ 飯 道 子 面 答え

⑱ 事 作 度 魔 答え

⑲ 逸 料 素 質 答え

⑳ 札 拘 花 収 答え

㉑ 春 空 田 汁 答え

⑫～㉑のリスト

氏 束 察 便 赤 菓
片 法 氷 青 材 帯

→ ㉒ 余った2つの漢字でできる2字の言葉は何？ 答え

解答 ⑫便、⑬氏、⑭察、⑮片、⑯帯、⑰赤、⑱法、⑲材、⑳束、㉑青、㉒氷菓

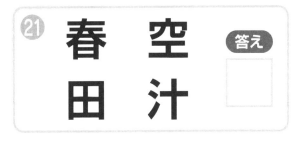

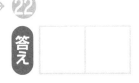

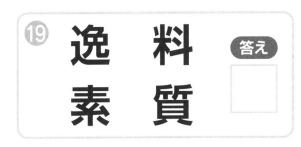

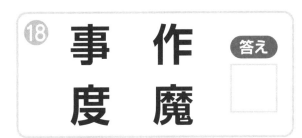

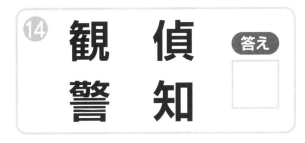

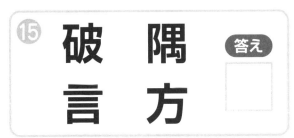

21日目 四字熟語推理クロス

実践日

月　日

難易度④★★★★☆

各問には４つの三字熟語が並んでいます。それぞれの三字熟語の空欄（□）①～④の漢字を組み合わせると四字熟語になるので、①～④に入る漢字を推理して解答欄に記入してください。

1

等身①

共②体

血③板

④端児

答え ①□ ②□ ③□ ④□

2

①日月

②和見

風来③

④人公

答え ①□ ②□ ③□ ④□

3

①免許

②像力

半可③

④物船

答え ①□ ②□ ③□ ④□

4

添加①

②世物

③園地

天王④

答え ①□ ②□ ③□ ④□

5

①事情

逃避②

③愛想

非④口

答え ①□ ②□ ③□ ④□

6

①団円

嘆②書

光合③

④職難

答え ①□ ②□ ③□ ④□

7

説①文

望遠②

急停③

④面下

答え ①□ ②□ ③□ ④□

8

紙①重

②馬戦

見③識

④羽鶴

答え ①□ ②□ ③□ ④□

9

鉄①皮

真面②

③動感

不④意

答え ①□ ②□ ③□ ④□

解答 ❶大同小異、❷三日坊主、❸仮想通貨、❹物見遊山、❺諸行無常、❻大願成就、❼明鏡止水、❽一騎当千、❾面目躍如

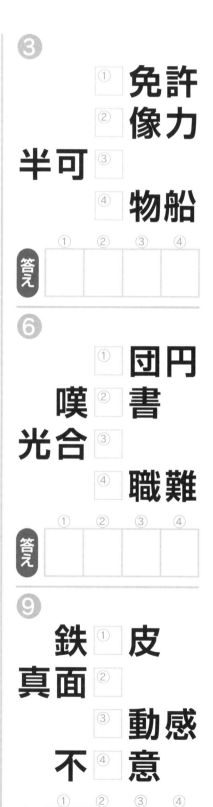

脳活ポイント

推理力と言語中枢が発達する

最終的な答えを見つけるのに、いろいろな角度から問題を考える推理力が養えます。見慣れない三字熟語があれば、このさい記憶しましょう。言語中枢が刺激されて、日ごろの会話に語彙が増えるはずです。

目標時間

50代まで	60代	70代以上
20分	30分	40分

正答数 ／18問　かかった時間 分

⑩

①福神
逆回②
③百長
縁④物

答え ① ② ③ ④

⑪

①破船
②略法
心③全
④花生

答え ① ② ③ ④

⑫

①義漢
②事者
消③団
自④隊

答え ① ② ③ ④

⑬

七五①
大晦②
怒髪③
④克上

答え ① ② ③ ④

⑭

入道①
一目②
噴③器
④火栓

答え ① ② ③ ④

⑮

①門医
非②品
③派員
免④証

答え ① ② ③ ④

⑯

急①鋒
勝②口
③需品
優④旗

答え ① ② ③ ④

⑰

①進帳
②光寺
③役刑
意地④

答え ① ② ③ ④

⑱

星①旗
人②費
③対語
日④病

答え ① ② ③ ④

解答 ⑩七転八起、⑪難攻不落、⑫正当防衛、⑬三日天下、⑭雲散霧消、⑮専売特許、⑯先手必勝、⑰勧善懲悪、⑱条件反射

22日目 数字つなぎ三字熟語

実践日

月　日

難易度③★★★☆☆

１の★印から２の●印、３の●印というように各数字の印を順序よく線でつなぐと現れる３文字の漢字を使ってできる熟語を答えてください。最後の数字の印は☆です。最後まで線を引かなくても答えは導けます。

❶

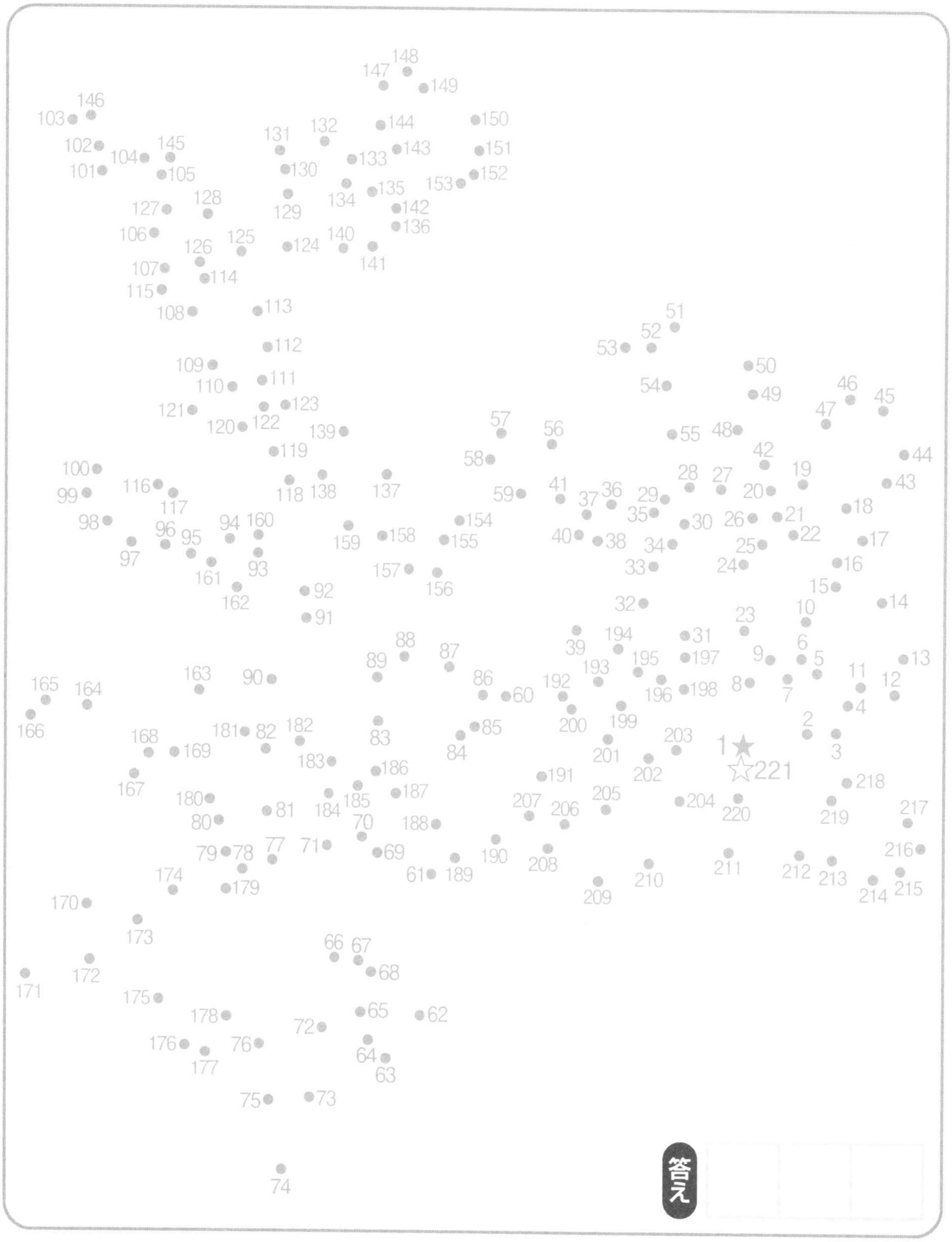

脳活ポイント

見る力を磨き脳が活性

浮かび上がった図形から漢字を読み取り、三字熟語が何かを答えることで、脳の「見る力」の訓練にもなります。また、点を1から順につなげるため、注意力や集中力も鍛えられます。

目標時間

50代まで	60代	70代以上
15分	30分	40分

正答数　　／2問

かかった時間　　分

2

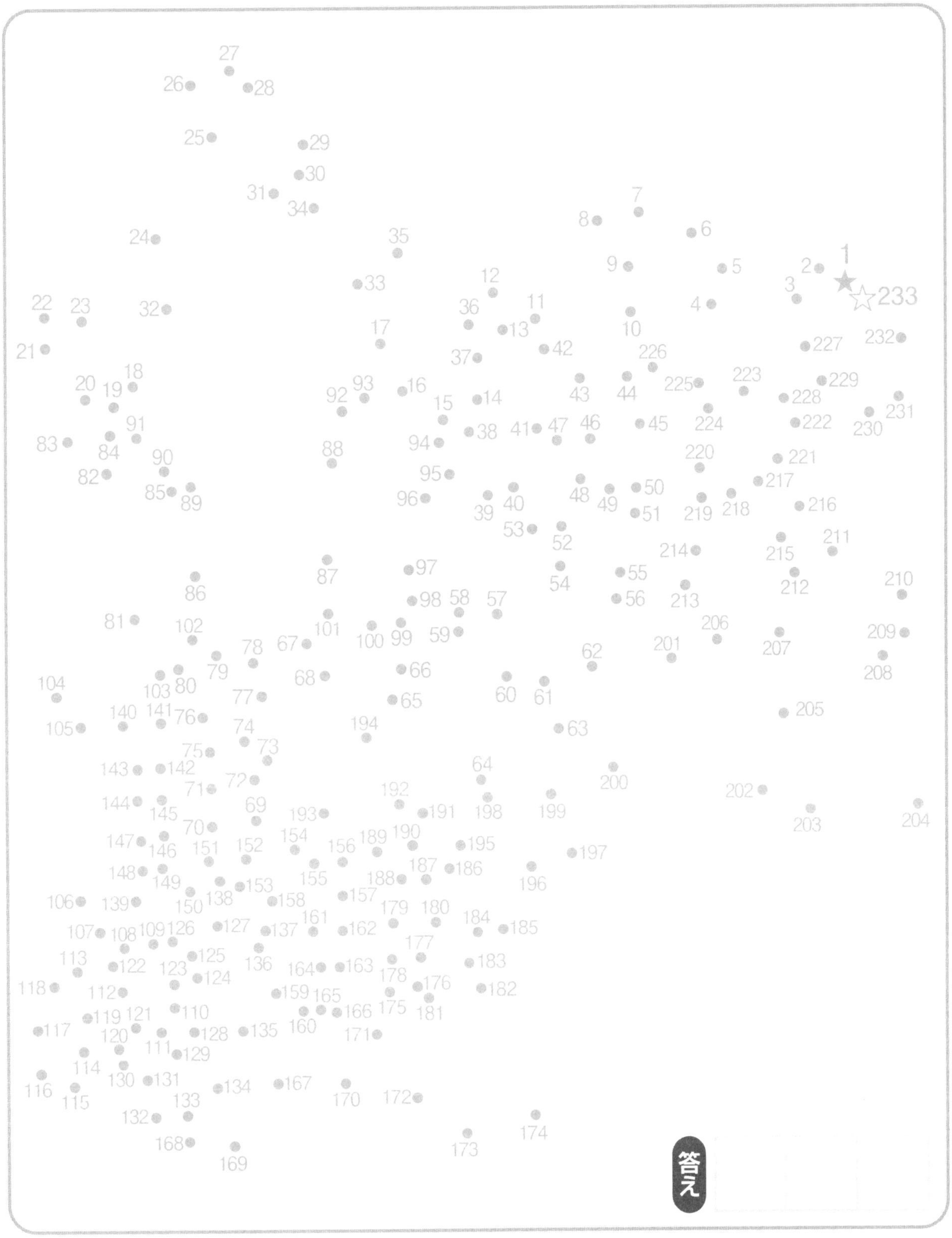

※解答は86ページをご覧ください

23日目 漢字連想クイズ

実践日

月　日

難易度③★★★☆☆

①～⑳にあるカタカナは、ある言葉から１文字抜いて○に置き換えてバラバラに並べたものです。足りない１文字を補ったうえで、正しく並べて漢字でカッコ内に書いてください。下の言葉は答えのヒントです。

① デタ○ク

（　　　　）

太陽電池　計算
簿記　売店

② シャカ○キ

（　　　　）

蒸気　鉄道
SL　石炭

③ ザ○オンレ

（　　　　）

下北半島　イタコ
霊場　湯治場

④ ホ○ンキショ

（　　　　）

歴史書　奈良時代
古事記　創世神話

⑤ セクウチュ○イ

（　　　　）

３年間　義務教育
思春期　高校受験

⑥ サ○シウロマク

（　　　　）

キリシタン　美少年
原城　島原の乱

⑦ ウオ○コヤウ

（　　　　）

父・母　感謝
恩返し　旅行

⑧ ソエ○ウンイ

（　　　　）

コンサート　オーケストラ
聴衆　ツアー

⑨ チョツウシ○

（　　　　）

テレビ　紅白
おしん　ビデオリサーチ

⑩ ボテウイン○

（　　　　）

スカイツリー　夜景
絶景　入場料

解答 ①電卓、②機関車、③恐山、④日本書紀、⑤中学生、⑥天草四郎、⑦親孝行、⑧演奏会、⑨視聴率、⑩展望台

脳活ポイント

情報処理能力と洞察力が根づく

文字を全体に眺めたときに、答えが浮かび上がってくるようなら、情報処理能力と洞察力がかなり鍛えられています。わからなければ、想起力を刺激する厳選された言葉のヒントを活用してください。

目標時間

50代まで	60代	70代以上
15分	25分	30分

正答数 ／20問　　かかった時間 分

⑪ ソキンガウ○イ

（　　　　）

常識破り　斬新
サーカス　奇抜

⑫ カジ○イ

（　　　　）

選挙　議員
国会　演説

⑬ ボ○グンウ

（　　　　）

学生　ボールペン
オフィス用品　書斎

⑭ クカソ○ズンツ

（　　　　）

健康法　氷枕
湯たんぽ　血行促進

⑮ カ○ザヤ

（　　　　）

憩いの場　ビール
定番メニュー　歌謡曲

⑯ ウポ○ハッイ

（　　　　）

中華料理　ハクサイ
あんかけ　五目うま煮

⑰ ウグ○ドニュモ

（　　　　）

積乱雲　雷鳴
夏　集中豪雨

⑱ ハ○カブンツ

（　　　　）

恐竜　歴史
国立　展示

⑲ シコ○ンクキョ

（　　　　）

マーチ　結婚
トルコ　運動会

⑳ ウ○ショドセウロイウウ

（　　　　）

健康・福祉　2001年
予算最大　年金問題

解答　⑪奇想天外、⑫政治家、⑬文房具、⑭頭寒足熱、⑮居酒屋、⑯八宝菜、⑰入道雲、⑱博物館、⑲行進曲、⑳厚生労働省

24日目 漢字熟語しりとり

実践日

月　日

難易度5★★★★★

7つの漢字を使い、二字熟語をしりとりで作ります。できた二字熟語の右側の漢字が、次の二字熟語の左側の漢字になります。答えの最初と最後の漢字は1度しか使いません。うまくつながるように埋めてください。

❶ 神 密 雷 航 秘 路 落

落□ ▶ □□ ▶ □□ ▶
□□ ▶ □□ ▶ □□

❷ 理 漫 能 推 散 才 解

推□ ▶ □□ ▶ □□ ▶
□□ ▶ □□ ▶ □□

❸ 徴 金 口 特 利 税 実

特□ ▶ □□ ▶ □□ ▶
□□ ▶ □□ ▶ □□

❹ 意 発 書 見 単 注 簡

書□ ▶ □□ ▶ □□ ▶
□□ ▶ □□ ▶ □□

❺ 助 書 価 言 救 評 葉

□□ ▶ □□ ▶ 言□ ▶
□□ ▶ □□ ▶ □□

❻ 過 祉 金 通 大 融 福

□□ ▶ □□ ▶ 通□ ▶
□□ ▶ □□ ▶ □□

❼ 唱 期 機 合 待 時 会

□□ ▶ □□ ▶ 待□ ▶
□□ ▶ □□ ▶ □□

❽ 加 確 夫 持 工 保 参

□□ ▶ □□ ▶ 持□ ▶
□□ ▶ □□ ▶ □□

解答
❶落雷→雷神→神秘→秘密→密航→航路、❷推理→理解→解散→散漫→漫才→才能、
❸特徴→徴税→税金→金利→利口→口実、❹書簡→簡単→単発→発注→注意→意見、
❺救助→助言→言葉→葉書→書評→評価、❻金融→融通→通過→過大→大福→福祉、
❼時期→期待→待機→機会→会合→合唱、❽確保→保持→持参→参加→加工→工夫

脳活ポイント

言語中枢を一段と磨く!

熟語をしりとりのようにつなげて並べることで、言語中枢である側頭葉を活性化させる効果が期待できます。また、想起力と洞察力、情報処理力も大いに鍛えられます。

目標時間

50代まで	60代	70代以上
30分	45分	60分

正答数 ／16問　かかった時間 分

⑨ 商 富 却 豪 豊 売 下

豊□ ▶ □□ ▶ □□ ▶
□□ ▶ □□ ▶ □□

⑬ 女 量 負 重 先 荷 優

□□ ▶ □□ ▶ 先□ ▶
□□ ▶ □□ ▶ □□

⑩ 角 顔 素 童 直 煮 色

童□ ▶ □□ ▶ □□ ▶
□□ ▶ □□ ▶ □□

⑭ 手 配 初 痛 当 陣 切

□□ ▶ □□ ▶ 初□ ▶
□□ ▶ □□ ▶ □□

⑪ 変 新 寿 異 米 驚 更

驚□ ▶ □□ ▶ □□ ▶
□□ ▶ □□ ▶ □□

⑮ 留 園 滞 茶 芸 渋 学

□□ ▶ □□ ▶ 滞□ ▶
□□ ▶ □□ ▶ □□

⑫ 上 港 献 空 村 貢 町

貢□ ▶ □□ ▶ □□ ▶
□□ ▶ □□ ▶ □□

⑯ 違 等 部 相 対 首 反

□□ ▶ □□ ▶ 相□ ▶
□□ ▶ □□ ▶ □□

解答
⑨豊富→富豪→豪商→商売→売却→却下、⑩童顔→顔色→色素→素直→直角→角煮、
⑪驚異→異変→変更→更新→新米→米寿、⑫貢献→献上→上空→空港→港町→町村、
⑬女優→優先→先負→負荷→荷重→重量、⑭配当→当初→初陣→陣痛→痛切→切手、
⑮茶渋→渋滞→滞留→留学→学園→園芸、⑯部首→首相→相違→違反→反対→対等

25日目 意味から熟語探し

実践日　　月　　日

難易度④★★★★☆

Ａ～Ｄは、①～⑦の問題で構成されています。①～⑦の説明を読み、それがどんな三字熟語、もしくは四字熟語を示すか、推測してください。リスト部分にある7つの漢字は①～⑦に1つずつ用います。

A

Aのリスト　花　退　紙　金　山　厚　白

① 勝負の決め手となる大事な場面　□王□

② ほんのわずかな差　□□重

③ 信念を持ち何ごとにも屈しない　□□転

④ 国や人などが最も繁栄した時期　黄□□□

⑤ 潔白で後ろめたいことがないさま　□天□□

⑥ 自然の美しい景色　□□風□

⑦ どっしりとして、大きいさま　□□□大

B

Bのリスト　文　刀　弟　中　門　奉　月

① 立身出世のための関門　□竜□

② 師匠が特別に目をかけている人　□□子

③ 梅雨どきに降る雨　□□雨

④ 物事を鮮やかに解決すること　□□□麻

⑤ 私心を捨て主人のために尽くす　□私□□

⑥ 明治時代初期の近代化、西洋化　□□開□

⑦ 我を忘れて物事に熱中する　□我□□

解答
A ①天王山、②紙一重、③不退転、④黄金時代、⑤青天白日、⑥花鳥風月、⑦重厚長大
B ①登竜門、②愛弟子、③五月雨、④快刀乱麻、⑤滅私奉公、⑥文明開化、⑦無我夢中

脳活ポイント

記憶中枢の海馬を若返らせる

各問から連想されるものを具体的に脳裏に描く作業が、想像力を強化します。同時に三字熟語、四字熟語を想起する訓練になるので、記憶中枢である海馬が刺激され、脳を若く保つ効果が期待できます。

目標時間

50代まで	60代	70代以上
20分	25分	35分

正答数　　／28問

かかった時間　　分

C

Cのリスト　入　和　本　前　投　王　馬

① 実力者の4人組　□天□

② 純粋で、一途に思いこむ性質　□□気

③ 影絵の仕掛けがしてある回り灯籠　走□□

④ 互いの気持ちがピッタリ合うこと　□気□□

⑤ 人生が希望に満ちあふれているさま　□□洋□

⑥ 春のように暖かい冬の晴れた日　□春□□

⑦ 前置きなしに本題に入る　単□□□

D

Dのリスト　考　息　気　楽　太　森　坊

① 確実であるという保証　□鼓□

② 管楽器と打楽器で構成される音楽　吹□□

③ 気まぐれな人　□来□

④ 存在するすべてのもの　□□万□

⑤ 病気をせず健康なようす　□病□□

⑥ 黙ってじっくり考える　□思□□

⑦ 新しく現れて勢いがある　□□□鋭

解答　C ①四天王、②一本気、③走馬灯、④意気投合、⑤前途洋洋、⑥小春日和、⑦単刀直入
D ①太鼓判、②吹奏楽、③風来坊、④森羅万象、⑤無病息災、⑥沈思黙考、⑦新進気鋭

26 日目

熟語足し算パズル

実践日

月　日

難易度③★★★☆☆

各問題に、二字熟語の漢字がそれぞれ２分割した形で並んでいます。分割した二字の漢字を組み合わせ、元の二字熟語を解答欄に書き入れてください。問題に書き込まず、頭の中で組み合わせて考えましょう。

① 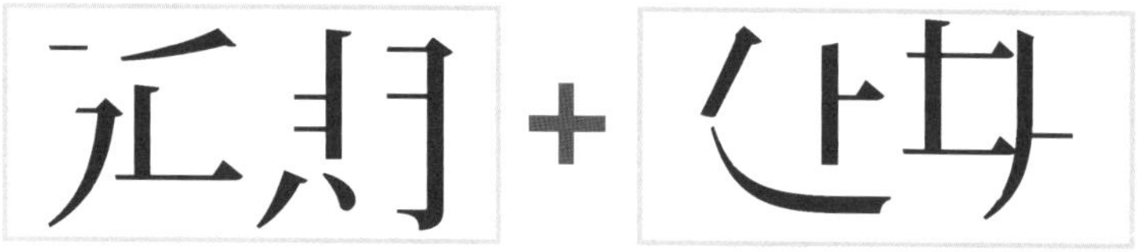 =

② 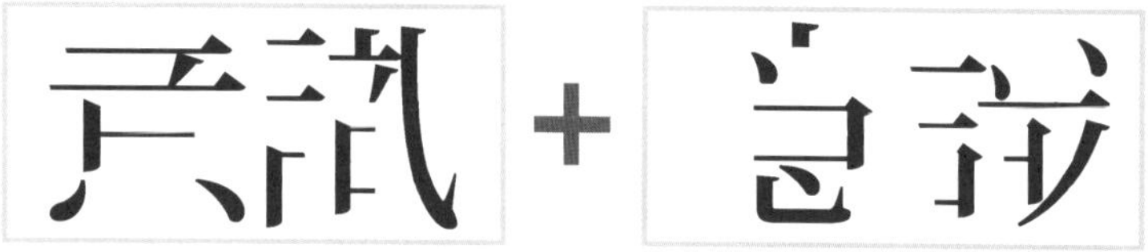 =

③ 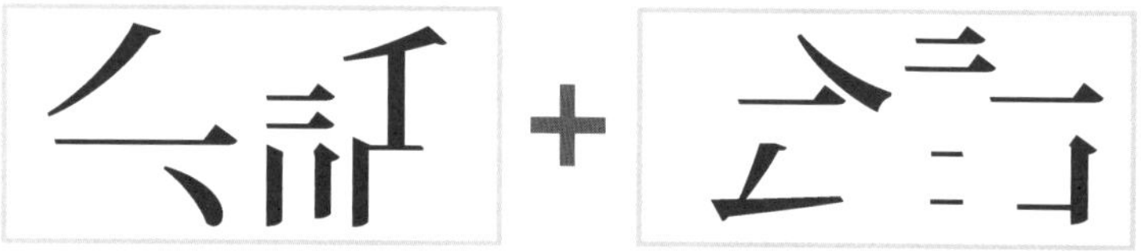 =

④ 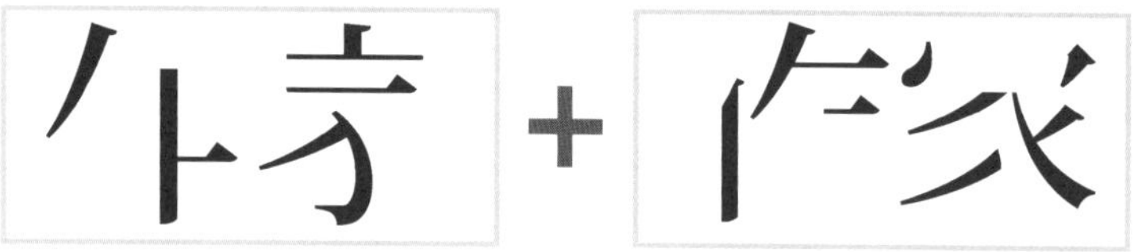 =

⑤ 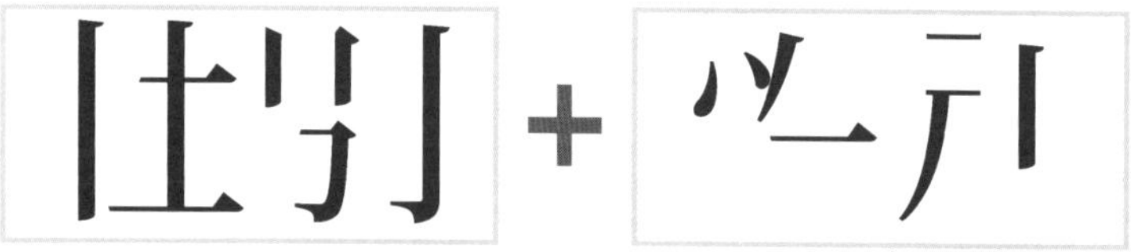 =

⑥ 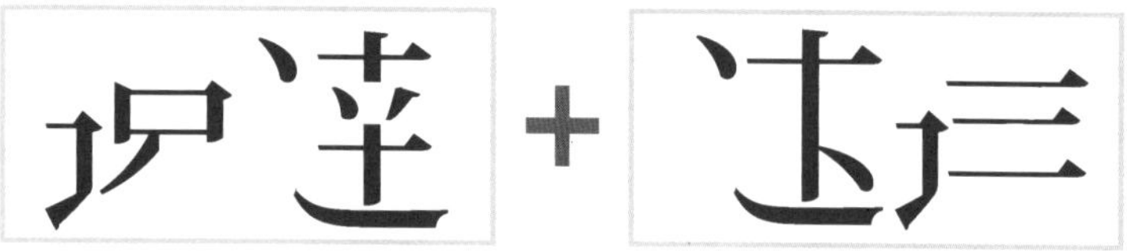 =

⑦ 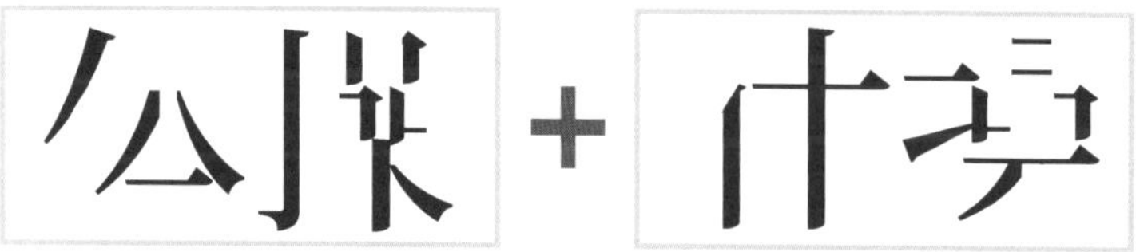 =

⑧ 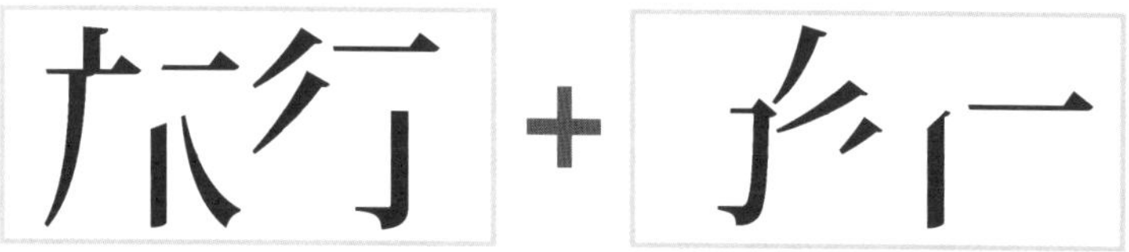 =

解答 ①延期、②意識、③会話、④作家、⑤性別、⑥速達、⑦体操、⑧旅行

脳活ポイント

空間認知力が磨かれる

分割された漢字を絵としてとらえ組み合わせるため、空間認知力が大いに刺激されます。また、それぞれの形を一時的に覚えておく記憶力も強まります。最終的に想像力を駆使して答えを導く複雑な問題です。

目標時間

50代まで	60代	70代以上
15分	25分	30分

正答数 ／16問

かかった時間 分

⑨ 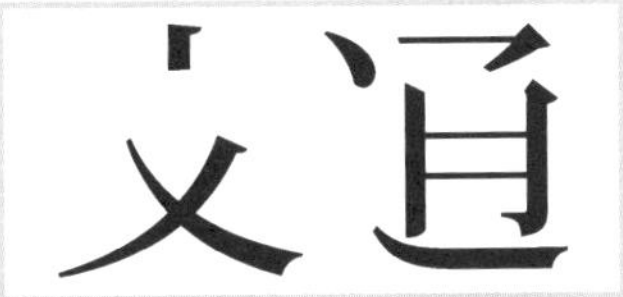 ＋ 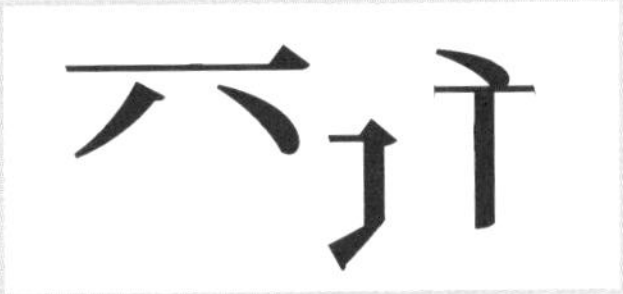 ＝

⑩ 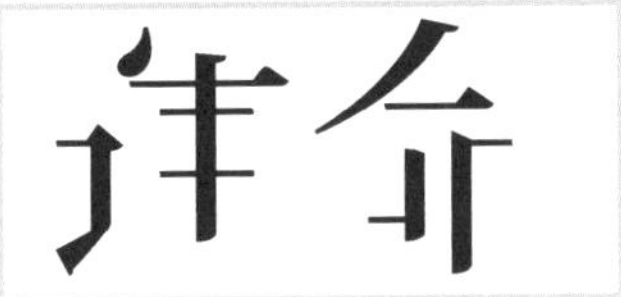 ＋ 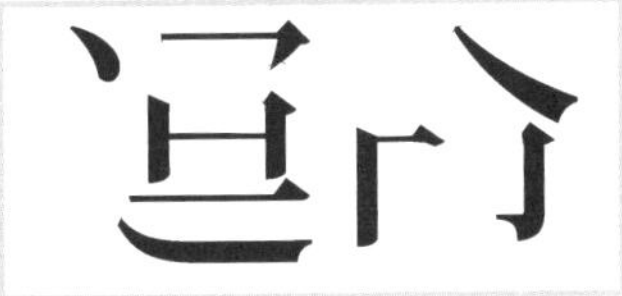 ＝

⑪ 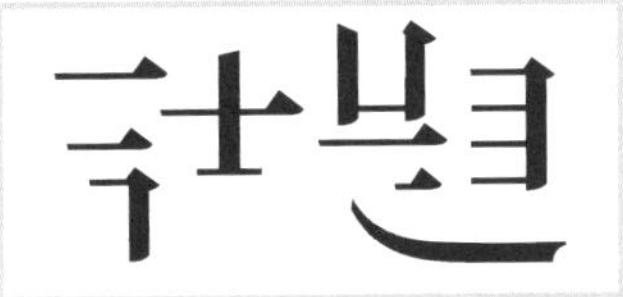 ＋ 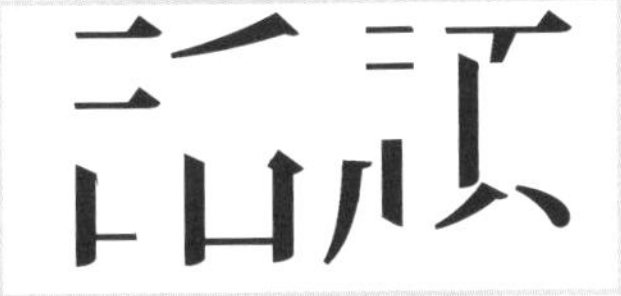 ＝

⑫ 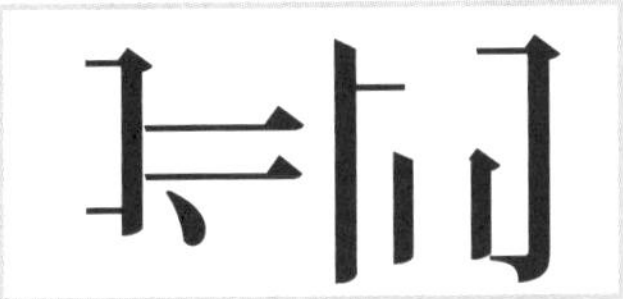 ＋ 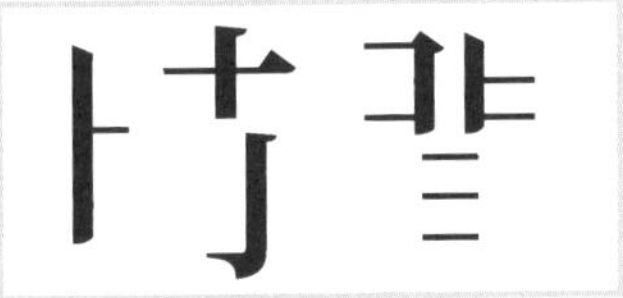 ＝

⑬ 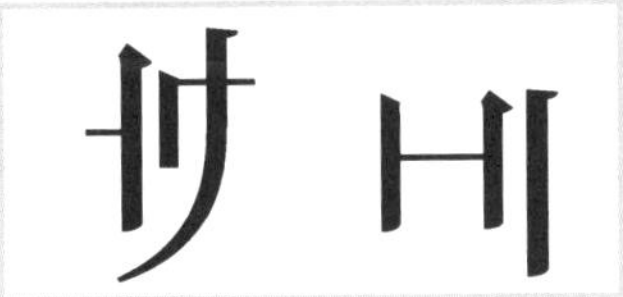 ＋ 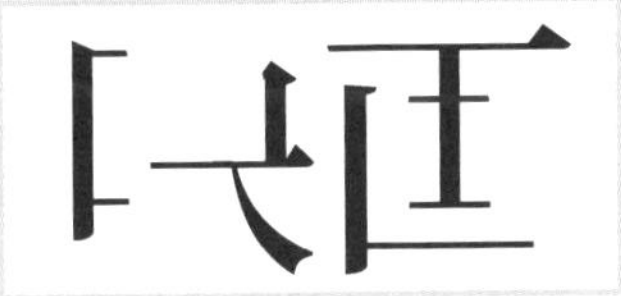 ＝

⑭ 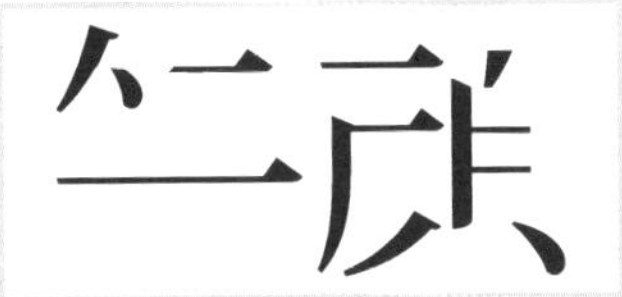 ＋ 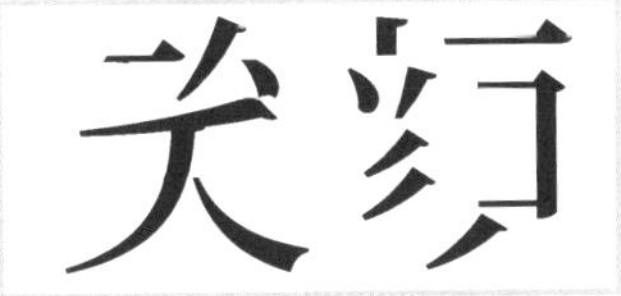 ＝

⑮ 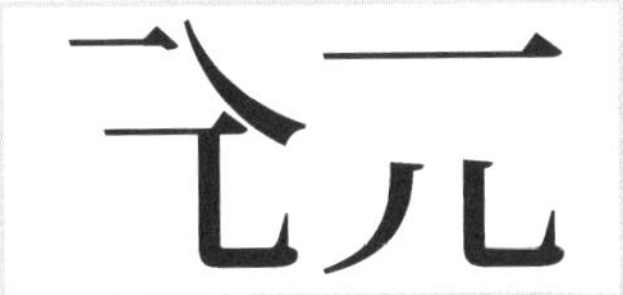 ＋ 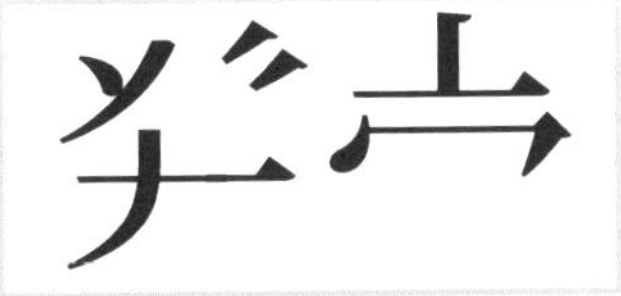 ＝

⑯ 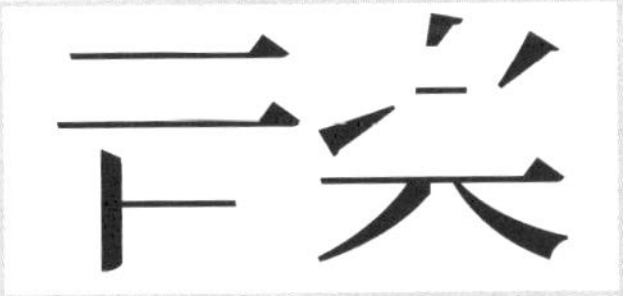 ＋ 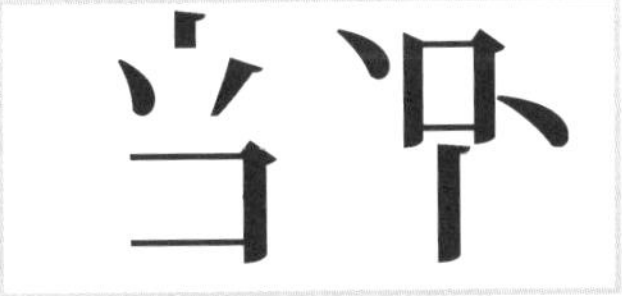 ＝

解答 ⑨交通、⑩運命、⑪話題、⑫時間、⑬映画、⑭笑顔、⑮発売、⑯音楽

27日目

二字熟語クロス

実践日

月　日

難易度 4 ★★★★☆

下のリストから、上下左右にある漢字と組み合わせて二字熟語を4つ作れる漢字を選び、中央のマスに記入します。ページごとに16問すべて解いたら、リストに残った4字の漢字から四字熟語を作ってください。

❶

	観	
喜		的
	薬	

❷

	血	
土		理
	轄	

❸

	改	
変		靴
	命	

❹

	洋	
感		飾
	務	

❺

	尼	
山		院
	社	

❻

	復	
懐		希
	巣	

❼

	砂	
鋼		棒
	筋	

❽

	刷	
改		聞
	人	

❾

	私	
所		事
	効	

❿

	作	
天		法
	学	

⓫

	開	
供		形
	弁	

⓬

	前	
犬		石
	形	

⓭

	強	
点		薬
	鉢	

⓮

	羽	
羊		虫
	玉	

⓯

	日	
素		角
	立	

⓰

	初	
悪		中
	想	

❶～⓰のリスト

古	温	革	管	寒	夢	毛
劇	鉄	新	直	花	有	三
寺	歯	四	火	服	文	

⓱ 四字熟語の答え

答え

解答 ❶劇、❷管、❸革、❹服、❺寺、❻古、❼鉄、❽新、❾有、❿文、⓫花、⓬歯、⓭火、⓮毛、⓯直、⓰夢、⓱＜四字熟語の答え＞三寒四温

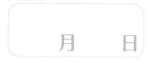

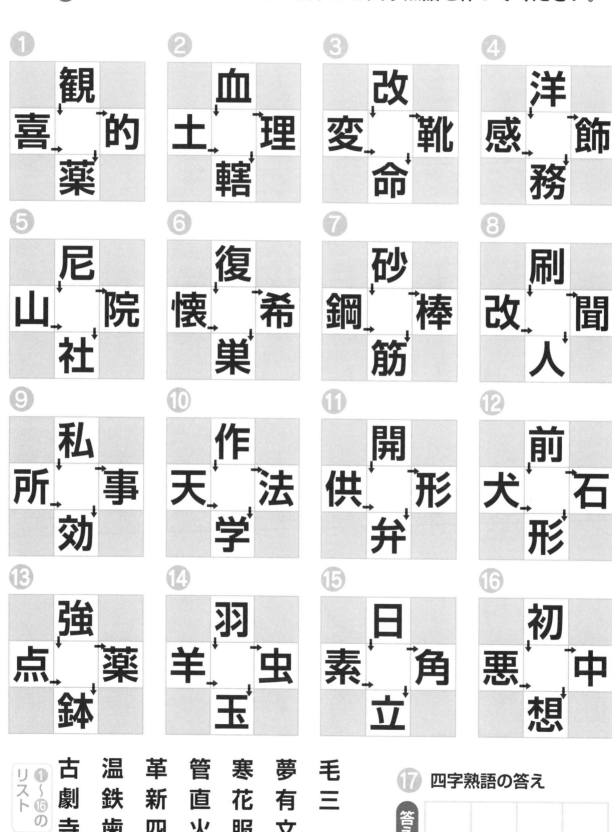

脳活ポイント

思考力と想起力を磨く！

４つの二字熟語に共通する漢字を探すのに必要な思考力や想像力・洞察力や、漢字を思い出す想起力が養われると考えられます。また、漢字力や語彙力を向上させる効果も期待できるでしょう。

目標時間

50代まで	60代	70代以上
25分	35分	45分

正答数　／34問

かかった時間　分

⑱

	研	
追		明
	極	

⑲

	総	
面		話
	社	

⑳

	仏	
説		育
	授	

㉑

	自	
秘		統
	言	

㉒

	放	
運		信
	付	

㉓

	成	
完		知
	睡	

㉔

	奏	
時		率
	力	

㉕

	器	
活		意
	法	

㉖

	方	
魔		被
	律	

㉗

	砂	
溶		盤
	手	

㉘

	減	
食		酸
	梅	

㉙

	緊	
応		須
	所	

㉚

	参	
日		準
	明	

㉛

	樹	
脱		肉
	膚	

㉜

	熱	
航		女
	図	

㉝

	目	
野		第
	元	

⑱〜㉝のリスト

次　岩　来　会　皮　客　教
究　効　塩　照　千　送　伝
海　急　万　法　用　熟

㉞ 四字熟語の答え

答え

解答　⑱究、⑲会、⑳教、㉑伝、㉒送、㉓熟、㉔効、㉕用、㉖法、㉗岩、㉘塩、㉙急、㉚照、㉛皮、㉜海、㉝次、㉞＜四字熟語の答え＞千客万来

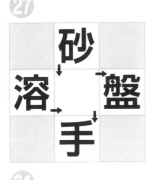

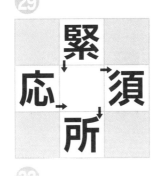

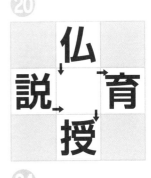

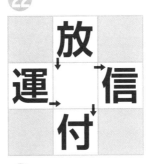

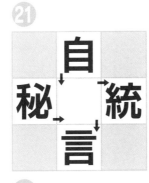

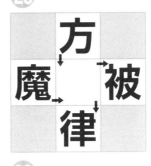

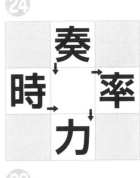

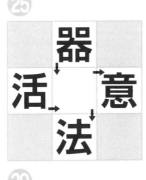

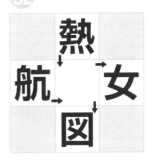

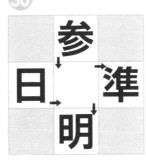

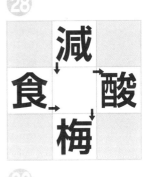

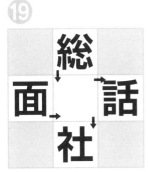

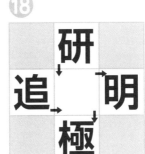

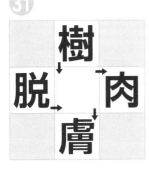

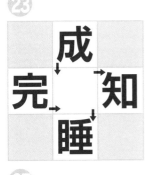

28日目 片づけ四字熟語

実践日

月　日

難易度③★★★☆☆

解答欄の外側にある16個の漢字を、それぞれの矢印の進行方向にある４つのマスのいずれかに入れて、①〜④の４つの四字熟語を作ってください。４つの四字熟語がすべて埋まったら正解です。

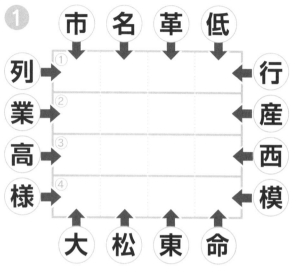

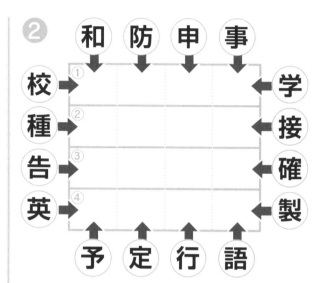

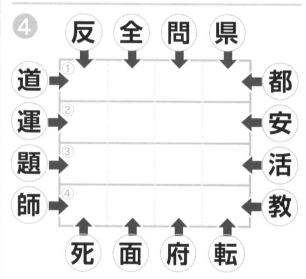

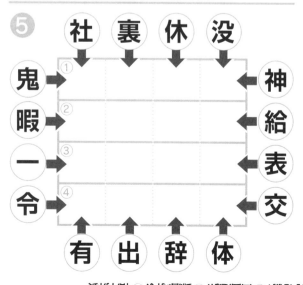

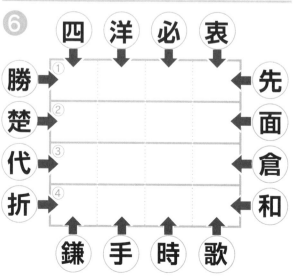

①

上：市　名　革　低
左：列（①）　業（②）　高（③）　様（④）
右：行（①）　産（②）　西（③）　模（④）
下：大　松　東　命

②

上：和　防　申　事
左：校（①）　種（②）　告（③）　英（④）
右：学（①）　接（②）　確（③）　製（④）
下：予　定　行　語

③

上：執　業　木　置
左：予（①）　観（②）　転（③）　処（④）
右：行（①）　参（②）　回（③）　応（④）
下：授　急　猶　馬

④

上：反　全　問　県
左：道（①）　運（②）　題（③）　師（④）
右：都（①）　安（②）　活（③）　教（④）
下：死　面　府　転

⑤

上：社　裏　休　没
左：鬼（①）　暇（②）　一（③）　令（④）
右：神（①）　給（②）　表（③）　交（④）
下：有　出　辞　体

⑥

上：四　洋　必　衷
左：勝（①）　楚（②）　代（③）　折（④）
右：先（①）　面（②）　倉（③）　和（④）
下：鎌　手　時　歌

解答
❶ ①大名行列、②産業革命、③西高東低、④市松模様、❷ ①学校行事、②予防接種、③確定申告、④和製英語、
❸ ①執行猶予、②授業参観、③回転木馬、④応急処置、❹ ①都道府県、②安全運転、③死活問題、④反面教師、
❺ ①神出鬼没、②有給休暇、③表裏一体、④社交辞令、❻ ①先手必勝、②四面楚歌、③鎌倉時代、④和洋折衷

脳活ポイント

思考力と判断力を鍛錬する

まず、どんな四字熟語になるか見当をつけるのに、想起力が働きます。次に、どのように文字を組めばマスがきれいに埋まるかを考える、思考力と判断力が継続して使われます。12問解くのに集中力も必要。

目標時間

50代まで	60代	70代以上
25分	30分	40分

正答数 ／12問

かかった時間 分

7

上：保　員　会　止
左：①停　②育　③式　④礼
右：①一　②健　③株　④御
下：満　時　体　社

8

上：誘　評　両　害
左：①改　②問　③風　④論
右：①動　②導　③被　④賛
下：自　否　尋　札

9

上：大　幻　乱　規
左：①自　②造　③杓　④胆
右：①在　②粗　③子　④不
下：変　製　定　敵

10

上：意　行　西　唱
左：①走　②気　③無　④国
右：①奔　②沈　③諸　④斉
下：東　歌　消　常

11

上：美　係　飛　審
左：①不　②位　③間　④薄
右：①挙　②関　③行　④人
下：夜　動　各　命

12

上：温　染　訓　誓
左：①避　②旅　③防　④宣
右：①練　②泉　③感　④手
下：選　難　予　館

解答

⑦①一時停止、②保健体育、③株式会社、④満員御礼、⑧①自動改札、②誘導尋問、③風評被害、④賛否両論、
⑨①変幻自在、②粗製乱造、③杓子定規、④大胆不敵、⑩①東奔西走、②意気消沈、③諸行無常、④国歌斉唱、
⑪①挙動不審、②関係各位、③夜間飛行、④美人薄命、⑫①避難訓練、②温泉旅館、③感染予防、④選手宣誓

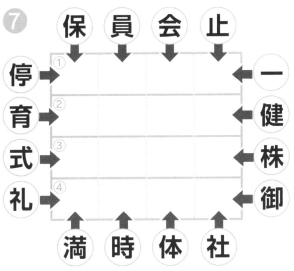

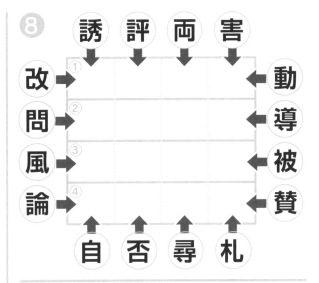

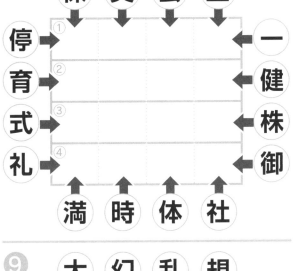

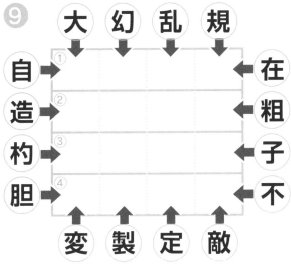

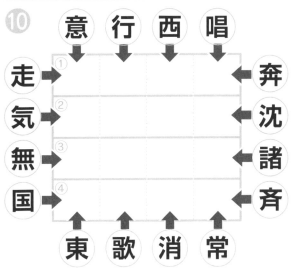

29日目 迷路で言葉クイズ

実践日

月　日

難易度⑤★★★★★

各マスに書かれたひらがながそれぞれつながって１つの文章になるよう、■のマスを除くすべてのマスを１度だけ通ってスタートからゴールに向かいます。できあがった文章が示す漢字２字を答えてください。

①

スタート（ち）

ほ	ち	れ	る
う	■	わ	ど
で	つ	か	く
■	と	こ	と
■	ば	の	く

ゴール（ば）

答え

②

スタート（け）

け	ん	ど	う
か	つ	■	の
う	に	き	と
た	い	の	か
け	せ	な	た

ゴール（な）

答え

③

スタート（ね）

り	わ	ね	ん
に	の	い	れ
は	■	い	か
こ	っ	ぽ	お
ど	も	ち	だ

ゴール（ち）

答え

④

スタート（ふ）

ふ	だ	う	に
か	ん	よ	す
ら	た	い	る
こ	ば	な	こ
を	す	わ	と

ゴール（と）

答え

解答 ①方言(ちほうでつかわれるどくとくのことば)、②竹刀(けんどうのときにつかうたけせいのかたな)、③童顔(ねんれいのわりにはこどもっぽいかおだち)、④禁煙(ふだんからたばこをすわないようにすること)

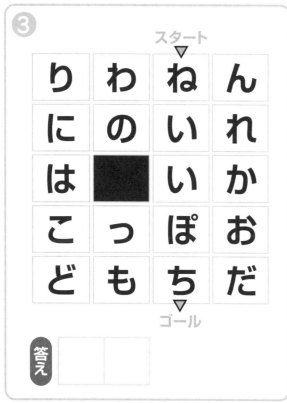

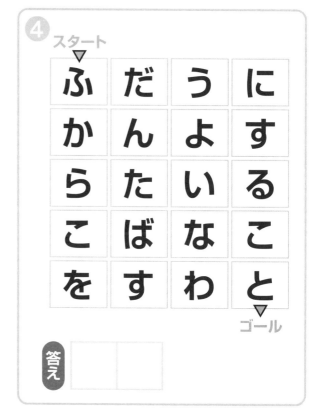

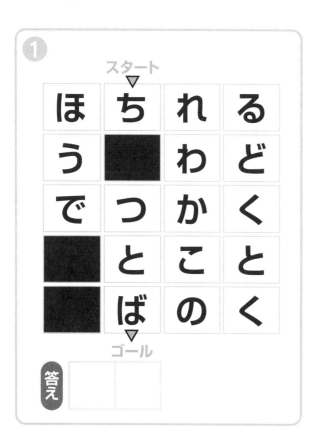

脳活ポイント

読解力が試され強まる

ひらがなで何が書かれているかを認識しながら進んでいくのに、読解力が必要になります。加えて、うまく文がつながるようにするにはどうすればいいのか、限られた時間内での思考力が試されます。

目標時間

50代まで	60代	70代以上
30分	40分	50分

正答数　／8問　　かかった時間　分

⑤

スタート▼

こ	■	わ	け
う	か	が	ん
ち	や	■	が
け	ん	る	あ
う	ほ	ち	■

▼ゴール

答え

⑥

スタート▼

み	ゃ	は	る
や	し	く	に
は	■	た	ら
な	を	も	す
み	ず	の	も

▼ゴール

答え

⑦

スタート▼

い	あ	ん	し
だ	の	ご	う
に	か	あ	き
あ	る	と	で
ろ	い	お	あ

▼ゴール

答え

⑧

スタート▼

し	ん	に	は
ん	ぶ	ん	さ
の	ん	で	あ
ち	ひ	う	る
ら	し	ょ	し

▼ゴール

答え

解答　⑤四国（こうちけんやかがわけんがあるちほう）、⑥花粉（はるにくしゃみやはなみずをもたらすもの）、⑦黄色（しんごうきであおとあかのあいだにあるいろ）、⑧広告（しんぶんにはさんであるしょうひんのちらし）

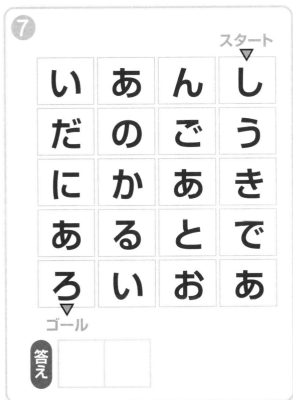

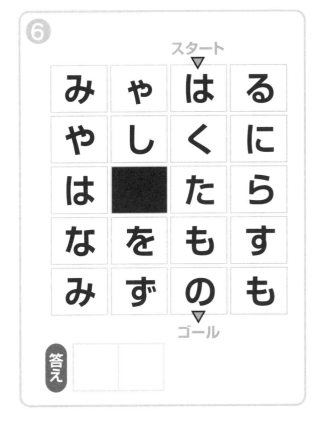

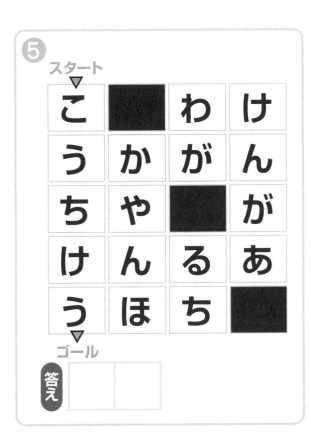

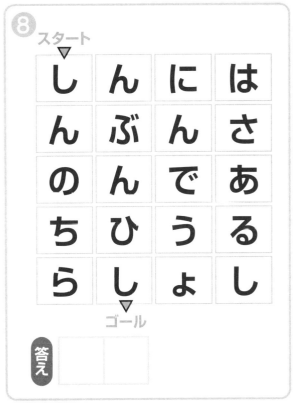

30日目 漢字ジグザグクロス

実践日
月　日

難易度5★★★★★

リストの熟語を使って空白のマスを埋め、A～D、E～Hのマスの漢字で四字熟語を作ってください。各熟語の1文字めは数字のマスに、2文字め以降は1つ前の文字と上下左右に隣接するマスに入ります。

1

答え

A	B	C

1 高		2 熱	3 隔			4 青
5 武	B		6 球			
		7 除	8 限			
9 駐		A			10 地	
11 真			12 射		13 天	
	14 条		15 関			
	16 教				C	

リスト

1 高原景気
2 熱気球
3 隔靴掻痒
4 青色申告
5 武装解除
6 球状星団
7 除雪車
8 限界団地
9 駐車違反
10 地熱発電
11 真言密教
12 射幸心
13 天然色素
14 条件反射
15 関心事
16 教育機関

2

答え

A	B	C	D

1 一			2 出		3 進			
4 商		D	5 議	6 銀		7 三		
8 毎				9 広		10 座		
11 一			12 無	A			13 夜	
	C			14 宇		15 空		
16 可		17 帯			18 受		B	19 戸
			20 通			21 本		
22 警	23 意				24 平			25 倒
26 不			27 天					

リスト

1 一気呵成
2 出発進行
3 進化論
4 商談成立
5 議員立法
6 銀行口座
7 三段論法
8 毎日毎晩
9 広大無辺
10 座作進退
11 一昨晩
12 無法地帯
13 夜間人口
14 宇宙空間
15 空前絶後
16 可聴帯域
17 帯分数
18 受話器
19 戸籍謄本
20 通信傍受
21 本末転倒
22 警戒区域
23 意思疎通
24 平和憲法
25 倒置法
26 不倶戴天
27 天下太平

脳活ポイント

語彙力と直感力を圧倒的に強化!

数十個の三字熟語·四字熟語が用いられているので、語彙力の鍛錬に役立つとともに、直感力・判断力・思考力が圧倒的に強化されます。初めてだと難しく感じますが、解き方がわかるととても面白いパズルです。

目標時間

50代まで	60代	70代以上
40分	50分	60分

正答数	かかった時間
/3問	分

③

答え

A	B	C	D	E	F	G	H

1 露	E	2 問			3 入				4 気	5 誠			6 明	
7 順			8 欲				9 臨	10 塩			11 決			12 代
13 横				14 当		15 民	16 胡		C		17 自			18 救
		19 裁	H	20 道				21 交		22 比			23 答	
D	24 腸		25 観			26 国		B			27 定	28 期		F
	29 内				30 記		31 誤		32 等				33 白	34 紙
	35 抗					36 事		37 脱		38 系			39 盟	
	40 古		41 山			42 木			43 編					44 船
45 孤		G	46 双		47 甘			48 腐				49 湯		50 同
51 技			52 武	53 鏡			54 無				55 天			56 箱
57 蜘					A	58 月								

リスト

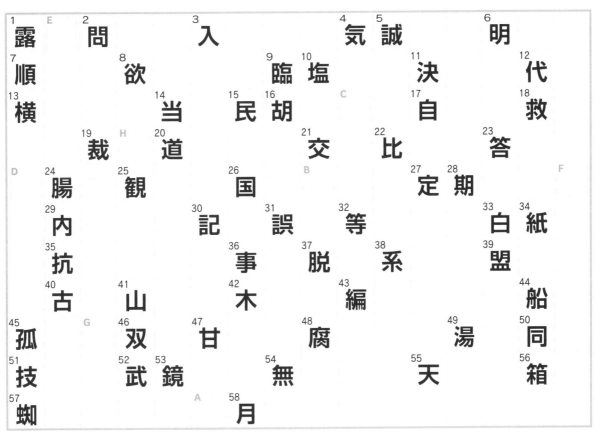

1 露天風呂
2 問題提起
3 入学試験
4 気分転換
5 誠心誠意
6 明窓浄机
7 順風満帆
8 欲求不満
9 臨時収入
10 塩分過剰
11 決意表明
12 代表質問
13 横行結腸
14 当世具足
15 民間外交
16 胡麻塩
17 自問自答
18 救命胴衣
19 裁縫道具
20 道徳観念
21 交換条件
22 比例定数
23 答案用紙
24 腸内細菌
25 観察日記
26 国家承認
27 定期採用
28 期成同盟
29 内政干渉
30 記念碑
31 誤字脱字
32 等差数列
33 白紙委任
34 紙風船
35 抗菌剤
36 事実誤認
37 脱脂綿
38 系列会社
39 盟神探湯
40 古今無双
41 山川草木
42 木綿豆腐
43 編集会議
44 船大工
45 孤立無援
46 双眼鏡
47 甘納豆
48 腐食銅版
49 湯文字箱
50 同工異曲
51 技術援助
52 武装蜂起
53 鏡花水月
54 無芸大食
55 天地無用
56 箱物行政
57 蜘蛛助
58 月桂樹

※解答は87ページをご覧ください

漢字脳活ひらめきパズル④ 解答

1日目 熟語テトリス

①

都	市	■	小	麦
■	松	竹	梅	酒
若	人	馬	肉	食
手	形	■	筆	■
品	質	感	圧	紙

②

加	入	■	進	級
工	場	見	学	友
作	■	参	内	情
成	熟	考	■	理
■	読	書	記	念

③

灯	明	文	法	■
火	■	言	外	気
急	落	語	■	流
降	雪	道	草	木
下	■	断	食	材

④

真	正	確	保	育
相	■	実	存	■
当	主	権	在	民
番	人	力	■	芸
■	公	演	技	術

⑤

昨	今	■	青	春
■	夜	雨	天	■
発	着	水	気	品
現	実	■	予	行
有	効	果	報	者

⑥

出	荷	車	■	夕
自	重	■	相	方
信	用	心	棒	針
満	水	底	■	金
々	■	流	砂	利

⑦

再	会	計	監	査
■	合	■	視	察
起	点	検	認	知
源	■	挙	■	恵
流	派	手	紙	袋

⑧

■	旧	来	店	■
同	姓	同	名	産
時	■	窓	■	着
通	例	会	得	手
訳	文	■	点	心

7日目 数字つなぎ三字熟語

①

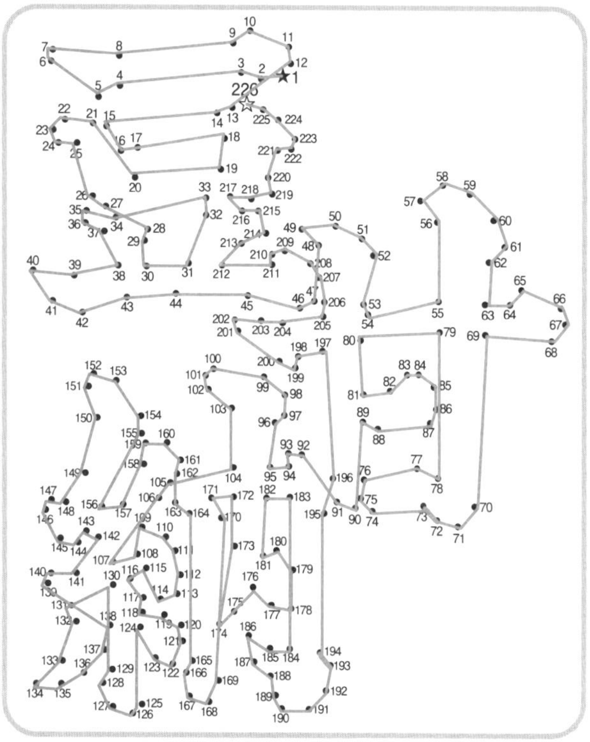

答え 甘 納 豆

②

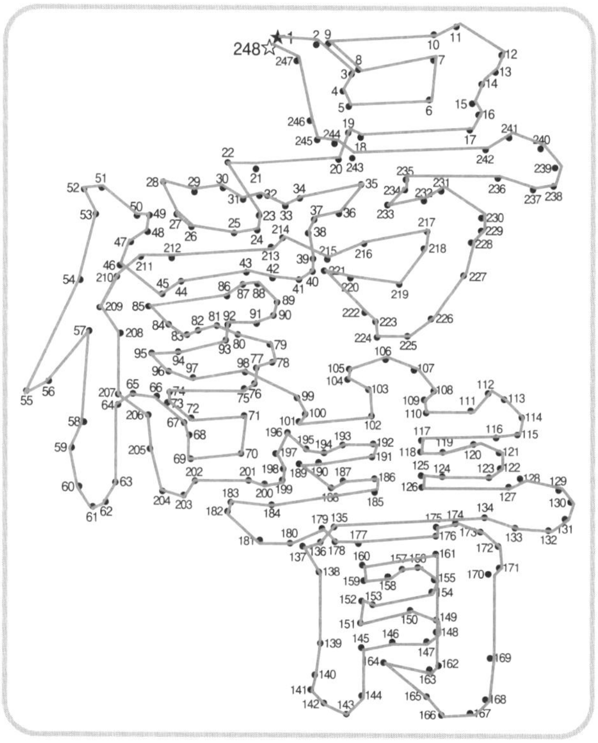

答え 青 信 号

その他のドリルの解答は各ページの下欄に記載しています。

15日目 漢字ジグザグクロス

●例題

1国	立	2荘	義
4滅	公	園	主
私	奉	領	主
5日	本	国	3民

❶

1小	2一	3業	務	4二	D転	三	転	5総
学	6生	懸	命	7令	夫	8人	配	支
9養	殖	10真	実	一	11象	形	文	字
胞	12細	珠	13進	路	変	芝	14居	留
15画	密	16高	速	道	更	17京	都	守
竜	18点	眼	薬	19深	層	A心	20保	護
21統	睛	22過	半	23音	楽	理	24論	貿
C一	25雲	煙	26数	27新	員	委	説	易
戦	線	屋	寄	聞	28紙	飛	行	B機

答え A心 B機 C一 D転

答え A深 B謀 C遠 D慮 E人 F工 G衛 H星

❷

1熟	D慮	2公	衆	3呉	越	同	舟	4棲	息	5赤	色	巨	6和	平	工
7即	断	行	衛	8付	和	雷	9寒	中	水	泳	10火	星	11放	送	作
12昆	即	決	生	13熱	14国	会	我	夢	A深	15降	格	E人	16無	為	家
沙	門	天	17雨	帯	18白	中	19無	20永	21国	家	資	22事	実	無	23策
24登	場	人	林	25特	拍	継	26孝	C遠	公	27野	良	仕	28蜜	根	B謀
交	物	29物	30下	殊	子	息	行	務	31債	32前	G衛	芸	柑	33農	家
換	34理	処	水	35加	F工	36通	過	超	37科	学	技	術	38期	閑	39安
不	解	40四	分	休	41地	球	儀	礼	42模	範	演	43人	間	限	定
44能	45自	然	解	符	46赤	血	47過	48陰	謀	論	49多	種	模	50数	多
動	乾	51結	52凍	反	応	適	剰	53北	54三	者	55引	多	様	直	線
態	燥	膜	56炎	症	57黒	鉛	電	極	H星	凡	退	試	58合	気	道

漢字脳活ひらめきパズル④ 解答

16日目 熟語テトリス

❶

明	日		新	興
星	月	夜	風	味
座		中		津
面	前	途	洋	々
	史	上	品	

❷

鋼		特	大	
鉄	分	別	名	声
工	業		行	楽
所		同	列	
有	無	人	島	影

❸

公	開	口	紅	白
共		裏		昼
同	一	方	通	行
門	番		電	灯
	星	空	気	

❹

毎	日	常	備	薬
	新	緑		代
注	進	化	論	理
意	気		争	
	鋭	利	点	字

❺

平	手		不	運
面	相	反	動	転
	続	発	明	記
短	編		王	者
	集	会	室	

❻

	試	算		末
錬	金	術	師	弟
薬	石		事	
浴	室	温	情	熱
場		風	景	気

❼

	公		適	当
和	平	安	時	代
解	熱	心		入
散		根	菜	園
水	溶	性		児

❽

一	方		前	提
定	位	置		唱
	磁		日	和
指	針	千	本	音
輪		秋	晴	

22日目 数字つなぎ三字熟語

❶

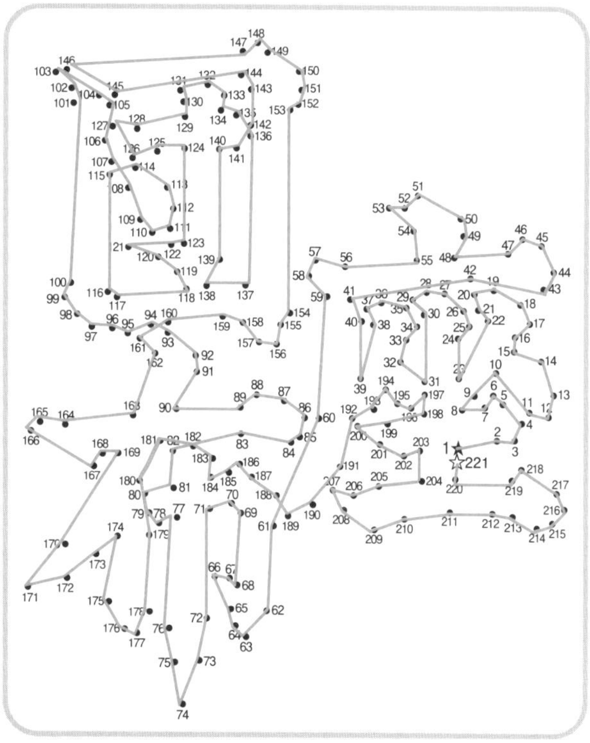

答え 座布団

❷

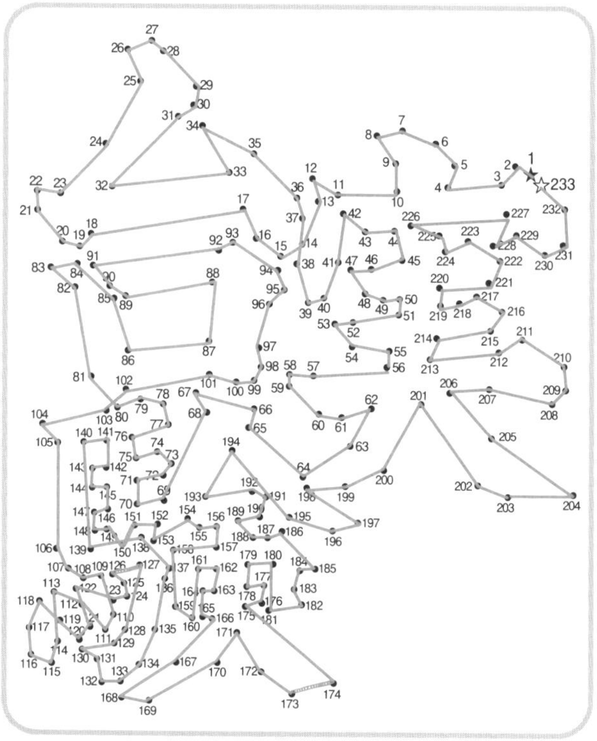

答え 実験台

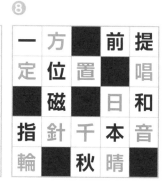

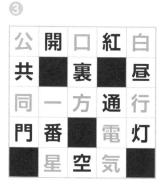

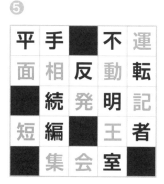

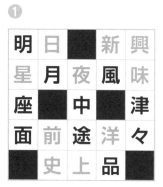

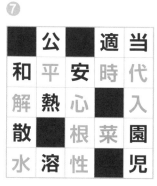

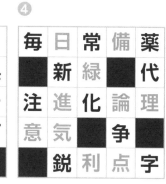

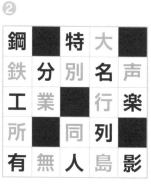

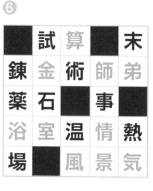

その他のドリルの解答は各ページの下欄に記載しています。

30日目 漢字ジグザグクロス

❶

1 高	原	2 熱	3 隔	靴	掻	4 青
5 武	B 景	気	6 球	状	痒	色
装	解	7 除	8 限	星	告	申
9 駐	車	A 雪	界	団	10 地	熱
11 真	違	反	12 射	幸	13 天	発
言	14 条	件	15 関	心	然	電
密	16 教	育	機	事	C 色	素

答え A 雪 B 景 C 色

❷

答え A 大 B 器 C 晩 D 成

1 一	気	呵	2 出	発	3 進	化	論	法
4 商	談	D 成	5 議	6 銀	行	7 三	段	退
8 毎	日	立	員	9 広	口	10 座	作	進
11 一	毎	法	12 無	A 大	人	間	13 夜	後
昨	C 晩	地	辺	14 宇	宙	15 空	前	絶
16 可	聴	17 帯	分	数	18 受	話	B 器	19 戸
戒	区	域	20 通	信	傍	21 本	謄	籍
22 警	23 意	思	疎	太	24 平	末	転	25 倒
26 不	倶	戴	27 天	下	和	憲	法	置

❸

答え A 起 B 承 C 転 D 結 E 天 F 衣 G 無 H 縫

1 露	E 天	2 問	題	提	3 入	学	試	験	4 気	5 誠	心	誠	6 明	窓	浄
7 順	風	呂	8 欲	起	収	時	9 臨	10 塩	分	過	11 決	意	表	12 代	机
13 横	満	不	求	14 当	世	15 民	16 胡	麻	C 転	剰	17 自	問	質	18 救	命
行	帆	19 裁	H 縫	20 道	具	間	外	21 交	換	22 比	例	自	23 答	案	胴
D 結	24 腸	念	25 観	徳	足	26 国	家	B 承	条	件	27 定	28 期	採	用	F 衣
細	29 内	政	察	日	30 記	実	31 誤	認	32 等	差	数	成	33 白	34 紙	委
菌	35 抗	干	渉	碑	念	36 事	字	37 脱	字	38 系	列	同	39 盟	風	任
剤	40 古	今	41 山	川	草	42 木	綿	脂	43 編	集	会	社	神	44 船	大
45 孤	立	G 無	46 双	眼	47 甘	納	豆	48 腐	食	銅	議	49 湯	探	50 同	工
51 技	術	援	52 武	53 鏡	花	水	54 無	芸	大	版	55 天	文	字	56 箱	異
57 蜘	蛛	助	装	蜂	A 起	58 月	桂	樹	用	無	地	政	行	物	曲

毎日脳活スペシャル
漢字脳活 ひらめきパズル④

2023年1月18日　第１刷発行

編集人	小西伸幸
企画統括	石井弘行　飯塚晃敏
編　集	株式会社わかさ出版／谷村明彦
装　丁	カラーズ
本文デザイン	石田昌子
パズル作成	瓜谷眞理
写　真	石原麻里絵（fort）
イラスト	前田達彦　Adobe Stock
発行人	山本周嗣
発行所	株式会社　文響社 〒105-0001 東京都港区虎ノ門２丁目２−５　共同通信会館９階 ホームページ　https://bunkyosha.com お問い合わせ　info@bunkyosha.com
印　刷	株式会社　光邦
製　本	古宮製本株式会社

ISBN 978-4-86651-591-5

本書のドリル問題は、一部を除き『脳活道場』（わかさ出版刊）に掲載されたものを一部改変の上、収録しています。